国医大师李今庸医学全集

中医学辩证法简论

李今庸　著

学苑出版社

图书在版编目（CIP）数据

中医学辩证法简论/李今庸著．—北京：学苑出版社，2018.12
（国医大师李今庸医学全集）
ISBN 978 – 7 – 5077 – 5606 – 7

Ⅰ．①中…　Ⅱ．①李…　Ⅲ．①辨证论治－文集　Ⅳ．①R241 – 53
中国版本图书馆 CIP 数据核字（2018）第 263591 号

责任编辑：黄小龙
出版发行：学苑出版社
社　　　址：北京市丰台区南方庄 2 号院 1 号楼
邮政编码：100079
网　　　址：www.book001.com
电子邮箱：xueyuanpress@163.com
销售电话：010 – 67601101（销售部）67603091（总编室）
印 刷 厂：北京画中画印刷有限公司
开本尺寸：787 × 1092　1/16
印　　张：11.75
字　　数：171 千字
版　　次：2018 年 12 月第 1 版
印　　次：2018 年 12 月第 1 次印刷
定　　价：48.00 元

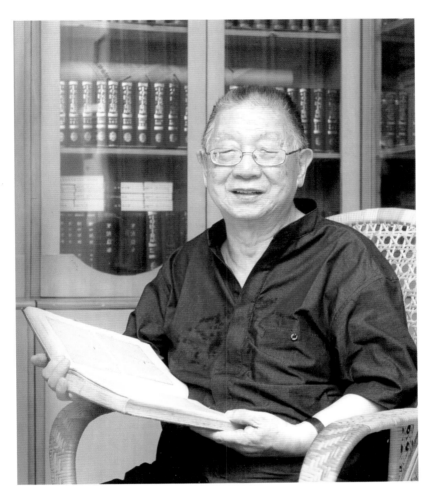

　　李今庸，男，1925年出生，湖北枣阳市人，当代著名中医学家，中医教育学家，湖北中医药大学终身教授，国医大师，国家中医药管理局评定的第一批全国老中医药专家学术经验继承工作指导老师。

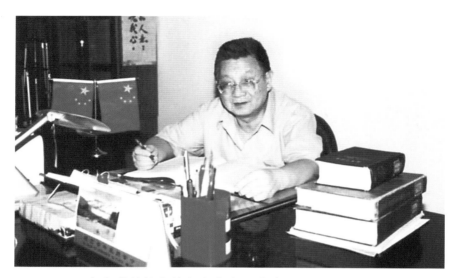

李今庸教授主持湖北省中医药学会工作 20 余年

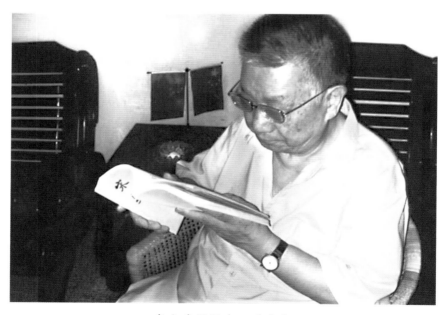

李今庸教授在研读史书

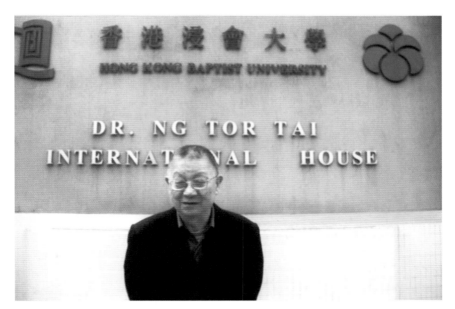

李今庸教授在香港浸会大学讲学期间留影

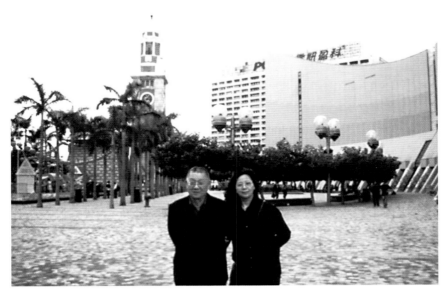

李今庸教授在香港讲学期间与女儿李琳合影

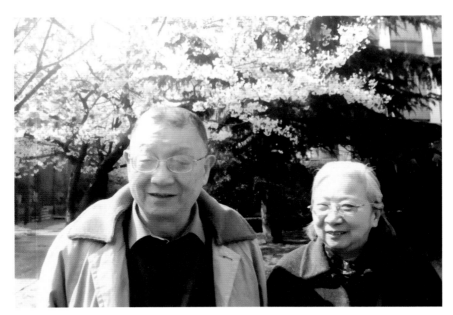

李今庸教授与夫人齐立秀合影

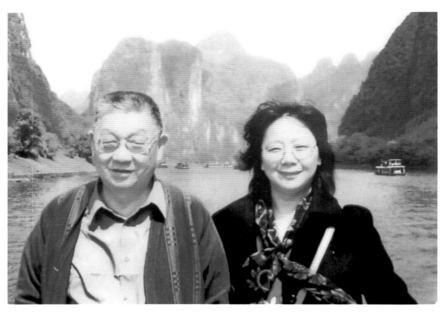

李今庸教授与女儿李琳合影

中国的长期封建社会中，创造了灿烂的古代文化。清理古代文化的发展过程，剔除其封建性的糟粕，吸收其民主性的精华，是发展民族新文化提高民族自信心的必要条件；但是决不能无批判地兼收並蓄。

摘自《新民主主义论》

李今庸教授书法（一）

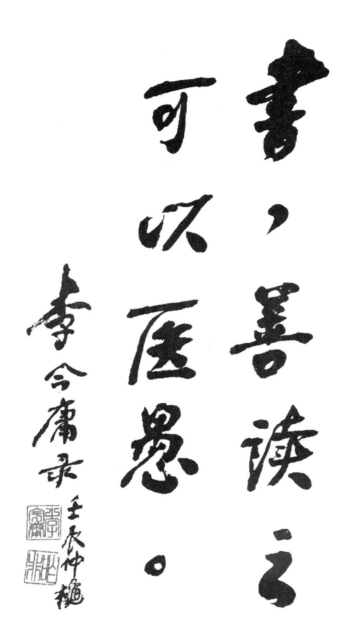

书，善读书，可以医愚。

李今庸录 壬辰仲橇

李今庸教授书法（二）

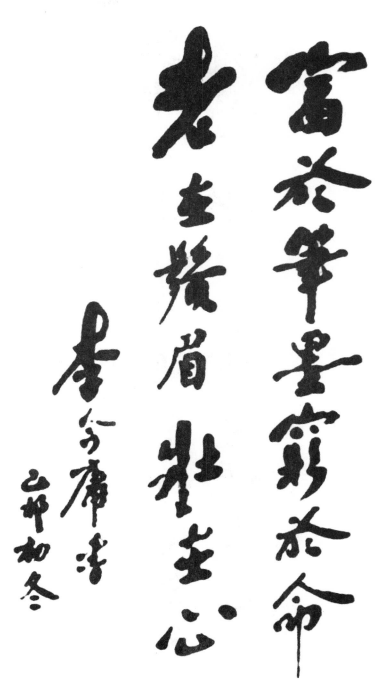

富於筆墨窮於命
老去鬢眉壯去心

李今庸書
辛卯初冬

李今庸教授书法（三）

鞠躬顾职，岂能尽如人意；

竭诚斯任，但求无愧我心。

李今庸教授书法（四）

通古博今研岐黄　精勤不倦育桃李

（代总前言）

李今庸先生，字昨非，1925 年出生于湖北省枣阳市唐家店镇一个世医之家。今庸之名取自《三字经》："中不偏，庸不易。"意为立定志向，矢志不移，永不改易。昨非，语出陶渊明《归去来兮辞》："实迷途其未远，觉今是而昨非。"含有不断修正自己错误认识的意思。书斋曰莲花书屋，义出周敦颐《爱莲说》："出污泥而不染，濯清涟而不妖。"李今庸先生平生行止，诚如斯言。《孟子·滕文公章句上》说："舜何人也，予何人也，有为者亦若是。"他把这句话作为座右铭。

李今庸先生从医 80 载，执教 62 年，在漫长的医教研生涯中积累了宝贵的治学经验。其治学之道，建造了弟子成才的阶梯，是后学登堂入室的通途。听其教、守其道、恭其行者，多能登堂入室，攀登高峰。

博学强志　医教研优

李今庸先生 7 岁入私塾读书，开始攻读《论语》《孟子》《大学》《中庸》《礼记》等儒家经典，他博闻强志，日记千言，常过目成诵。1939 年随父学医，兼修文学，先后研读《黄帝内经》《针灸甲乙经》《难经》《伤寒论》《金匮要略》《脉经》《诸病源候论》《千金要方》《千金翼方》《外台秘要》《神农本草经》等，随后其父又命其继续攻读历代各家论著和各科著作，并指导他阅读《毛诗序》《周易》《尚书》等书。对于《黄帝内经》，他大约只用了一年的时间，即将其内容烂熟于心。现在只要提到《黄帝内经》的某一内容，他都能不假思索明确无误地给你指出，本段内容是在《素问》或《灵枢》的某一篇，所以被人们誉为"《内经》王""活字典"。

1961 年，时任湖北中医学院副院长的蒋立庵先生，将一本《江汉论谈》杂志给了李今庸先生。他认真阅读后，敏锐地意识到蒋老是希望他掌握校勘训诂学的知识，以便有效地研究整理古典医籍。从 20 世纪 60 年代初开始，他先后阅读了大量有关古代小学类书籍。通过认真阅读《说文解字》《说文解字注》《说文通训定声》《说文解字义证》《说文解字注笺》等，他对许学相当熟悉。又广泛阅读了雅学、韵书以及与小学有关的一些书籍。从此，他掌握了治学之道，并以此助推医教之道。

一般而言，做学问应具备三个条件，一为深厚的家学，二为名师指点，三为个人勤奋。这三点李今庸先生都具备了，所以先生才有了今天的成就。

李今庸先生在 1987 年~1999 年间，先后被中国中医研究院（现中国中医科学院）研究生部、张仲景国医大学、长春中医学院（现长春中医药大学）等单位聘为客座教授和临床教授，为这些单位的中医药人才培养做出了贡献。1991 年 5 月被确认为第一批全国老中医药专家学术经验继承工作指导老师，同年获国务院政府特殊津贴；1999 年被中华中医药学会授予全国十大"国医楷模"称号；2002 年获"中医药学术最高成就奖"；2006 年获中华中医药学会"中医药传承特别贡献奖"；2011 年被国家中医药管理局确定为全国名老中医药专家传承工作室建设项目专家；2013 年 1 月被人事部确定为首批中医药传承博士后合作导师，为国家培养中医药高层次人才。

校勘医典　著作等身

李今庸先生在治学上锲而不舍，勇攀高峰，正所谓"路漫漫其修远兮，吾将上下而求索"。他在 20 世纪 60 年代就步入了校勘医典这条漫长而又崎岖的治学之路。在这方面他着力最勤，费神最深，几乎是举毕生之力。他曾说道：首先要善于发现古书中的问题，然后对所发现的问题，进行深入研究考证，并搜集大量的古代文献加以证实。当写成文章时，又必须考虑所选用文献的排列先后，使层次分明，说明透彻，让人易于读懂。如此每写一篇文章，头痛数日不已，然而他仍乐此不疲。虽是辛苦，然也获得了丰硕的成果。经一番整理后，不仅使这些古籍中的文字义理畅达，而且其医学理论也明白易晓，从而使千百年的疑窦涣然冰释，实有功于后学。

李今庸先生首创以治经学方法研究古典医籍。他将清朝乾嘉时期所兴起的治经学方法，引入到古医籍的研究整理之中。他依据训诂学、校勘学、音韵学、古文字学的基本原理，以及方言学、历史学、古文献学、考古学和历代避讳规律等相关知识，对古医书中的疑难问题进行了深入研究。对古医书中有问题的内容，则采用多者刈之，脱者补之，隐者彰之，错者正之，难者考之，疑者存之的方法，细心疏爬。他治学态度严谨，一言之取舍必有于据，一说之弃留必合于理。其研究所涉及的范围相当广泛，如《素问》《灵枢》《难经》《甲乙经》《太素》《伤寒论》《金匮要略》《神农本草经》《肘后方》《新修本草》《千金要方》《千金翼方》《马王堆汉墓帛书》以及周秦两汉典籍中有关医学的内容。每有得则笔之以文，其研究的千古疑难问题多达数百处。从20世纪50年代末至现在，他发表了诸如"析疑""揭疑""考释""考义"这类文章200多篇。2008年，他在外地休养的时候，凭记忆又搜集了古医书中疑问之处88条，其中部分内容现已整理成文。由此可见，先生对古医籍疏爬之勤。

设帐杏坛　传道授业

李今庸先生执教已62个春秋，在中医教育学上，开创和建立了两门中医经典学科教育（《黄帝内经》《金匮要略》）。他先后给师资班、西学中班、本科生、研究生等各类不同层次学生讲授《金匮要略》《黄帝内经》《难经》及《中医学基础》等课程。自1978年开始，又在全国中医界率先开展《内经》专业研究生教育。同时，李今庸先生还先后赴辽宁、广西、上海等地的中医药院校讲授《黄帝内经》《金匮要略》等经典课程。

李今庸先生非常重视教材建设。1958年～1959年，他首先在湖北中医学院筹建金匮教研组，并担任组长，其间编写了《金匮讲义》，作为本院本科专业使用。1963年代理主编全国中医学院第二版试用教材《金匮要略讲义》，从而将金匮这一学科推向了全国；1973年为适应社会上的需求，该书再版发行；1974年协编全国中医学院教材《中医学基础》；1978年，主编《内经选读》，供中医本科专业使用，该教材受到全国《内经》教师的好评；1978 年，参与编著高等中医药院校教学参考丛书《内经》；1982 年主编高等中医药院校本科生、研究生两用教材《黄帝内经选读》；1987 年为光明中医函授大学编写了《金匮要略讲解》。几十年来，李今庸先生为中医药院校教材建设，倾注了满腔心血。

李今庸先生注重师资队伍建设。李今庸先生在主持原湖北中医学院内经教研室工作时，非常重视对教师的培养。1981 年，他在教研室提出了"知识非博不能反约，非深不能至精"的思想。他要求教师养成"读书习惯和写作习惯"。为配合教师读书方便，他在教研室创建了图书资料室，收藏各类图书 800 余册。并随时对教师的学习情况进行督促检查。1983 年，他组织教研室教师编写了《黄帝内经索引》；1986 年，他又组织教研室教师编写了《新编黄帝内经纲目》。通过编辑书籍及教学参考资料，以提高教师的专业水平。在对教师的使用上，尽量做到人尽其才，才尽其用。通过十几年坚持不懈努力，现已培养出一批较高素质的中医药教师队伍。

在半个多世纪的中医药教学生涯中，先生主张择人而教、因材施教，注重传授真知和问答教学。他要求学生学习中医时必须树立辩证唯物主义和历史唯物主义思维方式，将不同时代形成的医学著作和理论体系置于特定历史时代背景中研究，重视经典著作教学和学生临床实践。1962 年，先生辅导高级西医离职学习中医班集体写作"从藏府学说看祖国医学的理论体系"一文，全文刊登于《光明日报》，并被《人民日报》摘要登载、《中医杂志》全文收载，在全国产生很大影响。

扎根一线　累起沉疴

李今庸先生在 80 年的医疗实践中，形成了独特的医疗风格，完整的临床医学思想，积累了大量的临床经验。其一，形成了完整的临床医学指导思想，即坚持辩证历史唯物主义思想指导下的"辨证论治"；其二，独创个人的临床医疗经验病证证型治疗分类约 140 余种。著有《李今庸临床经验辑要》《中国百年百名中医临床家丛书·李今庸》《李今庸医案医论精华》等临床著作。

李今庸先生通晓中医内外妇儿及五官各科，尤长于治疗内科和妇科疾病。在 80 多年的临床实践中，他在内伤杂病的补泻运用上形成了自己独特的风格，即泻重痰瘀，补主脾肾。脾肾两藏，一为后天之本，一为先天之本，是人体精气的主要来源。二藏荣则一身俱荣，二藏损则一身俱损。因此，在治虚损证时，补主脾肾。在临床运用中，具体又有所侧重，小儿重脾胃，老人重脾肾，妇女重肝肾。慢性久病，津血易滞，痰瘀易生，痰瘀互结互病，易成窠囊。他对于此类病证的治疗是泻重痰瘀，或治其痰，或泻其瘀，或痰瘀同治。他临床经验丰富，辨证准确，用药精良，常出奇兵以制胜，其经验可见于《国医大师李今庸医学全集》中。

李今庸先生非常强调临床实践对理论的依赖性。他常说："治病如同打仗一样，没有一定的医学理论做指导，就不可能进行正确的医疗活动。"如一壮年男子，突发前阴上缩，疼痛难忍，呼叫不已，李今庸先生据《素问·厥论》"前阴者，宗筋之所聚"，《素问·痿论》"阳明者，五藏六府之海，主润宗筋"的理论，为之针刺足阳明经之归来穴，留针10分钟，病愈，后数十年未再发。此案正印证了其善于以经典理论对临床的指导运用。李老常言："方不在大，对证则效；药不在贵，中病即灵。"

从1976年起，李老应邀赴北京、上海、南京、南宁、福州、香港、韩国大田等多地讲学，传授临床经验，深入开展中外学术交流。

振兴中医　奔走疾呼

李今庸先生作为一代中医药思想家，从未停止过对中医药学理论、临床、教育的反复深入思考。1982年、1984年，他两次同全国十余名中医药专家联名上书党中央、国务院，建议成立国家中医药管理总局，加强党对中医药事业的领导，受到中央领导重视和采纳。1986年，国家中医药管理局成立。其后，又积极支持组建中医药专业出版社。1989年，中国中医药出版社成立。2003年，向党中央和国务院领导写信陈述中医药学优越性和东方医学特色，建议制定保护和发展中医药的法规。同年，国务院颁布《中华人民共和国中医药条例》。

李老在担任湖北省政协常委及教科文卫体委员会副主任期间，深入基层考察调研，写了大量提案及信函建议。在湖北省第五届政协会议上，提出"请求省委、省政府批准和积极筹建'湖北省中医管理局'，以振兴我省中医药事业"等提案。2006年，湖北省中医药管理局成立。

1986 年李老当选为湖北省中医药学会理事长。此后，主持湖北省中医药学会工作长达二十余年。组织举行"鄂港澳台国际学术交流大会""国际传统医学大会"等各种大型中医药学术研讨会和国际学术交流会议。其间，向省委、省政府致信建议召开李时珍学术会议，成立李时珍研究会，开展相关研究，为在全国范围内形成纪念李时珍学术活动氛围奠定了坚实根基。主编《湖北中医药信息》《中医药文化有关资料选编》等。

近年来，李老对中医药学术发展方向继续进行深入思考与研究。认为中西医学不能互相取代，只能在发展的基础上取长补短。必须努力促使西医中国化、中医现代化。先后撰写和发表了《论中医药学理论体系的构成和意义》《发扬中医药学特色和优势提高民族自信心和自豪感》《试论我国"天人合一"思想的产生及中医药文化的思想特征》《中医药学应以东方文化的面貌走向现代化》《关于中西医结合与中医药现代化的思考》《略论中医学史和发展前景》等文章。

今将李今庸先生历年间写作刊印出版和未出版的各种学术著作，集中起来编辑整理，勒成一部总集，定名为《国医大师李今庸医学全集》，予以出版，一则是彰显李老半个多世纪以来，在中医药学术上所取得的具有系统性和创造性的重要成就，二则是为中医药学的传承留下一份丰厚的学术遗产。

李今庸先生历年间写作并刊印和出版的各种著作数十部，附列如下（以年代先后为序）：

《金匮讲义》，李今庸编著，原湖北中医学院中医专业本科生用教材。1959 年，内部油印。

《金匮要略讲义》，李今庸编著，全国中医学院中医专业本科生用第二版统一教材。1963 年 9 月，上海科学技术出版社出版。

《中医基础学》，李今庸主编，原湖北中医学院中医专业用教材。1971 年，内部铅印。

《金匮要略释义》，李今庸编著，中医临床参考丛书，全国中医学院西医学习中医者、中医专业用第三版统一教材。1973 年，上海科学技术出版社出版。

《内经选读》，李今庸主编，原湖北中医学院中医专业本科生用教材。1978 年，内部刊印。

《黄帝内经选读》，李今庸主编，原湖北中医学院中医专业本科生、研究生两用教材。1982 年，内部刊印。

《内经函授辅导资料》，李今庸主编，原湖北中医学院中医专业函授辅导教材。1983 年，内部刊印。

《读医心得》，李今庸著，是研究中医古典著作中理论部分的学术专著。1982 年 4 月，上海科学技术出版社出版。

《中医学辩证法简论》，李今庸主编，全国中医院校教学参考用书。1983 年 1 月，山西人民出版社出版。

《黄帝内经索引》，李今庸主编，原湖北中医学院中医《内经》专业教学参考用书。1983 年 12 月，内部刊印。

《读古医书随笔》，李今庸著，运用考据学知识和方法研究古典医籍的学术专著。1984 年 6 月，人民卫生出版社出版。

《金匮要略讲解》，李今庸著，全国高等中医函授教材。1987 年 5 月，光明日报出版社出版，后由人民卫生出版社于 2008 年更名为《李今庸金匮要略讲稿》再版。

《新编黄帝内经纲目》，李今庸主编，中医内经专业、西医学习中医者教学参考用书。1988 年 11 月，上海科学技术出版社出版。

《奇治外用方》，李今庸编著，运用现代思想和通俗语言，对中医药古今奇治外用方治给予整理的专著。1993 年 1 月，中国中医药出版社出版。

《湖北医学史稿》，李今庸主编，是整理和反映湖北地方医学史事的专门著作。1993 年 5 月，湖北科学技术出版社出版。

《李今庸临床经验辑要》，李今庸著，作者集数十年临床医疗实践之学术思想和临证经验的总结专著。1998 年 1 月，中国医药科技出版社出版。

《古代医事编注》，李今庸编著，选录了古代著名典籍笔记中关于中医药医事史料文献而编注的人文著作。1999 年，内部手稿。

《中华自然疗法图解》，李今庸主编，刮痧疗法、按摩疗法、针灸疗法和天然药食疗法等中医自然疗法治病图解的专著。2001 年 1 月，湖北科学技术出版社出版。

《中国百年百名中医临床家·李今庸》，李今庸著，作者集多年临床学术经验之专著。2002 年 4 月，中国中医药出版社出版。

《古医书研究》，李今庸著，继《读古医书随笔》之后，再以校勘学、训诂学、音韵学、古文字学、方言学、历史学以及古代避讳知识等，研究考证中医古典著作的学术专著。2003 年 4 月，中国中医药出版社出版。

《中医药治疗非典型传染性肺炎》，李今庸编著，选用报刊上有关中医药治疗"非典"（严重急性呼吸综合征）的内容，集而成册。2003 年 8 月，内部刊印。

《汉字、教育、中医药文化资料选编》（1－6 编），李今庸编著，选用报刊上发表的有关文字文化、教育和中医药文化资料而汇编的专门集册。2003－2009 年，内部刊印。

《舌耕馀话》，李今庸著，作者在兼任政协等多项社会职务期间，从事中医药事业的医政医事专门著作。2004 年 10 月，中国中医药出版社出版。

《古籍录语》，李今庸编著，选录古代典籍中关于启迪思想，予人智慧，为人道德之锦句名言而编著的人文专著。2006 年 8 月，内部刊印。

《李今庸医案医论精华》，李今庸著，作者临床验案精选和中医学术问题研究的专著。2009 年 4 月，北京科学技术出版社出版。

《李今庸中医科学理论研究》，李今庸著，中医科学基础理论体系和基本学术思想研究的专著。2015 年 1 月，中国中医药出版社出版。

《李今庸黄帝内经考义》，李今庸著，作者历半个世纪对《黄帝内经》疑难问题研究的学术专著。2015 年 1 月，中国中医药出版社出版。

《李今庸读古医书札记》，李今庸著，辑作者历年来在全国各地刊物上发表的关于古典医籍和古典文献的考释、考义、揭疑、析疑类文章的学术著作。2015 年 4 月，科学出版社出版。

《李今庸特色疗法》，李今庸主编，整理和总结了具有中医学特色的穴敷疗法、艾灸疗法、拔罐疗法、耳穴贴压法等治疗病证的专著。2015 年 4 月，科学出版社出版。

《李今庸经典医教与临床研究》，李今庸著，作者集中医经典教学和经典性临床研究的教研专著。2016 年 1 月，科学出版社出版。

《李今庸医惑辨识与经典讲析》，李今庸著，对有关经典医籍、医学疑问的解疑辨惑及经典著作课堂讲解分析的学术专著。2016 年 1 月，科学出版社出版。

《李今庸临床医论医话》，李今庸著，作者关于中医临床的医学论述和医语医话的学术专著。2017 年 3 月，中国中医药出版社出版。

《李今庸中医思考·读医心得》，李今庸著，作者独立思考中医药学实质和中医药学术发展方向性研究的学术专著。2018 年 3 月，学苑出版社出版。

《续古医书研究》，李今庸著，为《古医书研究》续笔，再以开创性的中医治经学方法继续研究中医古典著作之学术力作。将由学苑出版社出版。

另有待出版著作（略）。

李琳　湖北中医药大学

2018 年 5 月 1 日

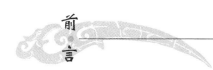

前言

    中医学辩证法是一门新兴的学科，它以辩证唯物主义哲学思想为指导，研究中医学发生、发展规律，总结中医学科学性的一面，因此，它将为正确地继承发扬中医学起积极的向导作用。

    近些年来，全国各中医院校普遍开设了自然辩证法课程，而教材都是由各院校自编。目前，全国尚无比较系统的、能够反映中医学辩证法特点的教材。为此，特编著了《中医学辩证法简论》一书。

    本书以辩证唯物主义、历史唯物主义为指导，试图阐明中医学的辩证法和方法论，展望中医学的发展趋势和现代化前景。

    首先，本书抓住贯穿在整个中医理论体系中的三个基本特点——整体观、动态平衡观、核素的对立统一观，介绍了中医学辩证法，阐明了中医学辩证法的基本特点。

    其次，书中运用当代盛行的"三论"（系统论、控制论、信息论）方法，揭示了中医的科学性。

    本书对中医学作了客观的评价。指出：中医学在宏观、定性、动态方面的研究是有独到之处的，但在微观、定量、静态方面的研究是与现代科学有一定差距的，指出了中医现代化的努力方向。

    本书是一部比较系统的、基本上反映了中医学辩证法特点的读物。其观点明确，顺理成章，论点突出，简明扼要，浅显易懂，便于学习和运用。可供中医院校教学参考，亦可作为中医院校的研究生、本科生的学习参考材料，也可为中医工作者和中医爱好者提供研究学习中医学的科学方法。

本书是由李今庸教授担任主编，部分中医院校和中医研究院的几位同志共同编著的。

作　者

1982 年 10 月

目录

绪　　论

　　自然辩证法是研究自然界和自然科学发展普遍规律的学科。它是马克思主义的自然观和科学观，也是认识和改造自然的方法论。

　　自然辩证法总结和概括了人类认识和改造自然的优秀成果，内容十分丰富和广泛。各门学科中的辩证法、唯物论思想是自然辩证法学科中的有机组成部分。中医学辩证法便是这一学科宝库中的一个门类。

　　医疗卫生是人类征服自然界的一个重要方面。它与一般的物质生产不同，它研究的是人自身，是人同疾病做斗争的总结，其根本任务是消灭疾病、增进健康、延长寿命。因而，它是人类同自然做斗争，维系生命繁衍和发展的重要武器。自有人类以来，人们在生产斗争的同时，不断地向疾病开展斗争，积累了丰富的医学知识，提高了战胜疾病的能力。中医学历史悠久、思想深邃、内容精深广博，是中华民族的优秀文明成果之一。中医学的突出特点是它和中国哲学思想有机结合，具有思维的抽象能力和民族传统，包含着丰富的唯物主义和辩证法思想。

　　中医学辩证法作为一门新学科的出现，是运用马克思主义哲学，总结概括和挖掘中医学中蕴含的唯物主义思想和辩证法思想的结果。中医学辩证法的研究目的，是通过总结和概括中医学的内容及其发展，揭示人类生理、病理和防病治病的辩证过程的一般规律。

　　中医学是一个伟大的宝库，闪烁着唯物主义和辩证法的思想光辉。中医学辩证法的内容丰富多彩。阴阳五行学说是中医学理论的哲学基础，具有朴素的辩证法性质。关于"气"的理论，是中医学理论体系的基石，它贯穿着唯物主义一元论的深刻思想。中医学临床中的摄生、诊断、治疗、方药等方法，都自觉或不自觉地采用了辩证的分析方法和整体观、动态平衡观、朴素的对立统一观。由于中医学是在以农业、手工业生产为主的历史条件下产生和发展的，长期以来未能和近代、现代的科学技术相结合，因而它的辩证法思想带有直观的朴素性质。虽然有不足之处，但瑕不掩瑜。中医学中的辩证法思想是我国朴素的辩证唯物主义哲学思想的一个重要方面，它以科学的形式，促进了中医学的发展，帮助了中华民族的健康繁衍，它发展和丰富了我国唯物主义哲学和无神论思想，是我国哲学和自然辩证法极为宝贵的思想资料。

本书中，我们将中医学辩证法的丰富内容，初步归纳为以下五个方面进行分析研究。

①中医学理论的哲学基础。

②中医学基本理论的辩证思想。

③中医学临床的辩证法思想。

④中医学的方法论。

⑤中医学辩证法的基本特点。

中医学是一门具体的自然科学。通过对中医学中辩证法的具体研究，可以促进我国科学事业的发展，意义是深远的。

首先可以促进我国哲学的繁荣。中医学辩证法是哲学和中医学之间的中介，通过它可以吸取和概括中医学的研究成果，对促进中国哲学思想的研究和促进自然辩证法学科的深入开展都有重要的学术价值和实践意义。我国哲学思想在世界哲学之林有其独特的民族风格，这些特点较为集中地体现在中医学之中，研究学习中医学辩证法的特点和优点，挖掘蕴藏其中的许多思想萌芽，对于发扬我国的优秀文化成果，促进马克思主义与我国实际相结合，提高整个民族的哲学思维水准，是十分有益的。

同时，中医学辩证法是中医学的哲学指导，它帮助中医学工作者树立辩证唯物主义世界观。恩格斯说："不管自然科学家采取什么样的态度，他们还是得受哲学的支配。"纵观中医学史，在医学领域，唯物论和唯心论、辩证法和形而上学的斗争，从未止息。除此之外，医学工作者作为社会的人，总是处在一定社会条件下，不能不受各种社会思潮的影响。要发展中医，必须排除唯心主义和形而上学的干扰，学习和掌握辩证唯物主义的思想武器。历史和现状都表明，学习中医学辩证法，对于医学工作者确立辩证唯物主义世界观和方法论大有裨益。提高医学队伍的辩证唯物主义思想水平，是我国人们哲学思想普及和提高的一个重要方面。

其次，只有学好中医学辩证法，才能发展中医学。毛泽东同志说："中国医药学是一个伟大的宝库，应当努力发掘，加以提高。"中医学从形成较完整的理论体系开始，以《黄帝内经》成书为标志，已有近两千年的历史。它作为一门应用科学，在世界医学史上，曾独放异彩，源远流长，经久不衰，占有重要地位。继承和发掘它的科学内容和丰富思想内涵，是我们的历史责任。要做好这项工作，必须以辩证唯物主义为指导。因而，学习中医学辩证法是打开"伟大宝库"的"金钥匙"。

随着人类实践的发展，科学不断地向前迈进，中医学也要发展。医学领域和其他领域一样，新情况、新问题层出不穷，亟待我们去研究、去解决。中医学要探索新的未知领域，必须和现代科学技术相结合，从理论体系到基本概念、原理、论述、验证等方面，以及应用医疗技术手段，都要同现代化的生产和科学技术发展水平相适应，把它提高到以实验科学为基础的先进水平。现代科学技术充分揭示了自然界（包括人体）的辩证实质。因此，学习中医学辩证法，自觉地运用唯物辩证法，是发展中医学必不可少的条件。无数事实证明，"一个民族想要站在科学的最高峰，就一刻也不能没有理论思维""恰好辩证法对今天的自然科学来说，是最重要的"。

中医学辩证法是一门新兴学科，需要我们去开拓、去创新。本书是一个初步的尝试。我们确信，经过广大哲学、中医学工作者和热心这项工作的人们的努力，中医学辩证法一定能结出丰硕的成果。

第一章　中医学理论的哲学基础

　　中医学是中华民族的传统医学，是我国灿烂文化中的一颗明珠，它不仅为中华民族的繁衍昌盛做出了重大贡献，而且日益被各国人民所重视，是世界医学的重要组成部分。中医学源远流长，之所以能历数千年而不衰，其主要原因是它在总结我国人民防治疾病的丰富经验的基础上，在我国古代先进的哲学思想—朴素的唯物论和自发的辩证法思想指导下，建立了一套完整、独特的理论体系，并有效地指导着临床实践。

　　中医学的基本理论，早在《黄帝内经》一书中就奠定了基础。《黄帝内经》是我国现存医学文献中最早的一部医学巨著。这部著作包括《素问》《灵枢》各九卷，成书于战国后期，汉人略有补缀，是许多医家共同劳动的结晶。他们运用当时的哲学成就—精气学说和阴阳五行学说，总结医疗经验，分别从藏象、经络、病机、诊法和治疗原则等方面，对人的生理活动、病理变化以及诊断治疗方法做了系统论述，从而奠定了中医学的理论基础。《黄帝内经》中记载的中医学基本理论，提出了精气是构成人体的基本物质，阐述了医学世界的统一性和变动性，充满了朴素的唯物论和自发的辩证法思想。因此，认真研究《黄帝内经》中的朴素唯物论和辩证法思想及其同中国古代哲学的关系，对于认识我国古代哲学发展的规律，理解和掌握中医学理论体系，是十分重要的。

第一节　中医学哲学思想的来源

　　《黄帝内经》这部著作，上穷天际，下极地理，远取诸物，近取诸身，把丰富的医疗经验与深刻的哲理交融一起，具有坚实的理论基础。

综观《黄帝内经》全书，可以清楚地看到，中医学以精气学说为基石，以阴阳学说为总纲，以五行学说为论理框架，以藏象学说为中心，从而构成了一个严密的理论体系。恩格斯曾指出，自然科学家离开理论思维便不能前进一步，而且要思维就必须有逻辑范畴，而这范畴是他们从哲学那里取来的。《黄帝内经》作者用以概括医疗经验的"气""阴阳""五行"等范畴，就是从我国古代哲学中吸取来的。中医学理论体系的形成同我国先秦哲学思想有着十分密切的联系。

　　阴与阳，是我国古人从日常生活中概括出来的一对哲学范畴。原意是指日照的背向，或称日落为阴，日出为阳。由此逐步引申出暗与明、寒与热、里与表、退与进、南与北等对立概念，后来发展成为泛指自然界一切事物和过程中两个彼此不同的方面或相互排斥的倾向。在古代文献中，有不少都谈到了阴阳问题。《左传·僖公十六年》说："陨石于宋……是阴阳之事，非吉凶所在。"《国语》说："阳伏而不能出，阴迫而不能蒸，于是有地震。"它们把陨石坠落、地震发生，看成是阴阳两种物质势力相互作用的结果。此外，《国语》中还谈到"阴至而阳，阳至而阴，日困而还，月盈而匡"，以阴阳之转化来说明日之升降，月之盈亏。这种从自然界自身矛盾中寻求自然变化原因的思想，在当时历史条件下是极为可贵的。不过，《左传》和《国语》只是用阴阳变化去说明陨石坠落、地震发生、太阳升降、月亮盈亏这样一些具体现象，还没有把阴阳概括为自然界的普遍规律。春秋末期，老子看到了矛盾的普遍性，对矛盾双方的相互依存和转化也有了一定认识，并且明确指出了阴阳对立是万物的特征。他说："万物负阴而抱阳，冲气以为和。"就是说自然界一切事物都包含阴阳两个对立方面，万物正是由于阴阳两种势力相互结合才得到统一。老子的这一思想是我国古人认识矛盾普遍性的一个进步。但是，由于种种原因，老子只是提出"万物负阴而抱阳"的命题，而没有进一步阐述阴阳双方的关系，更没有以此为纲纪，去统领和说明它与有无、难易、长短、高下、正奇等具体矛盾的关系。

　　五行学说和阴阳学说一样，在我国哲学史上渊源也很古远。水、火、金、木、土，是人们日常生产、生活中经常接触的五种物质。因而，最先成为我国古人用以说明万物生成的物质元素。《尚书·大传》

说："水火者，百姓之所饮食也；金木者，百姓之所兴作也；土者，万物之所滋生也，是为人用。"这说明，春秋以前水、火、金、木、土五种物质已被人们看作生产、生活不可缺少的东西。同时，对这五种物质的特性也有了一定的认识。《尚书·洪范》中说："水曰润下，火曰炎上，木曰曲直，金曰从革，土爰稼穑；润下作咸，炎上作苦，曲直作酸，从革作辛，稼穑作甘。"《左传·襄公二十七年》中也说："天生五材，民并用之，废一不可。"《国语》还说："先王以土与金木水火杂，以成百物。"战国时期，《墨子·经下》里有"五行无常胜，说在宜"的说法，意思是说，五种元素不能说以谁为主，应当因物制宜，五行的主从不是固定不变的，而是依次转化的。由此可见，认为金、木、水、火、土是构成宇宙万物的物质元素，并依据五种元素的特性及其相互关系，进一步揭示和概括事物运动变化的一般规律，这是我国古代元素唯物论的重要特征。

春秋之前阴阳五行学说的演变情况略如上述。到了战国时期，新兴封建制建立，思想文化领域出现了"百家争鸣"的生动局面。随着各种学科的发展，稷下黄老学派创立了精气学说，用精气来解释万物的生成，概括世界多样性和统一性，把我国古代唯物论推进到一个新的阶段，使阴阳五行学说也发生了很大变化。阴阳在说明事物发展变化时，不仅内容更丰富，而且概括性更高。五行也不再代表金、木、水、火、土五种具体物质，而是专门用来说明事物之间的相互联系和转化规律。

春秋战国时期，齐国自桓公立稷下学宫以来，向有养士习惯，"宣王喜文学游说之士，自如邹衍、淳于髡、田骈、接子、慎到、环渊之徒七十六人，皆赐列弟为上大夫，不治而议论。是以齐稷下学士复兴，且数百千人"（《史记·田齐世家》）。此外，尹文也"与宋钘俱游稷下"。齐襄王时，荀卿"三为祭酒"。可见当时稷下学派阵势之庞大。这稷下先生的学说观点虽有道、法、名及阴阳等各家之分，但他们从不同角度，"皆学黄老道德之术，因发明序其指意"（《史记·孟子荀卿列传》）。所谓黄，就是指传说的黄帝；所谓老，就是指老子。黄老之学的特点，就是认为"道"是世界的本原。所以，被司马迁的父亲司马谈称之为"道家"。

宋钘和尹文把老子的"道"解释为物质之"气"，认为气是构成天地万物的根本物质元素。据一些史学家考证，《管子》中的《内业》《白心》《心术》为宋钘、尹文之作。其中，《内业》篇说："凡物之精，比则为生，下生五谷，上为列星，藏于胸中，谓之圣人，是故名气。""精"也是一种气，是气的最精粹部分，"精也者，气之精者也"。又说："人之生也，天出其精，地出其形，合此以为人。"认为人就是由这种细微的精气和较为粗糙的形气相合而成的。在宋钘、尹文看来，气是人们生命活动和聪明睿智的基本物质要素。《心术》说："气者，身之充也。"《内业》说："精存自在，其外安荣；内藏以为泉源，浩然和平，以气为渊。渊之不涸，四体乃固；泉之不竭，九窍遂通，乃能穷天地，被四海，中无惑意，外无邪菑。"气对人的生命活动是如此重要，为了延年益寿，防止外邪侵入而产生疾病，宋钘、尹文以阴静阳动、以阴制阳为理论根据，提出了一套以心制窍、人以"应物"的养生之道。宋钘、尹文的这些思想，不仅体现道家的"澹足万物""阴阳之大顺""与时迁徙，应物变化"的要义，而且充满了医学习气。《黄帝内经》作者直接吸收其朴素的唯物主义的精气学说是十分自然的。

与精气学说创立的同时，邹衍等人积极提倡和传播道家的阴阳学说，并把阴阳学说和五行学说加以系统发挥，形成了一个独立的学派。邹衍曾遍足齐、梁、赵、燕，广交贤士，所到之处，都受到厚礼款待。他学识渊博，"深观阴阳消息"，作"《终始》《大圣》之篇，十万余言"。可惜邹衍"十万余言"的作品早已佚失。不过，从《吕氏春秋》和《史记》等文献所保存的资料中，尚可窥其学说的轮廓。《史记·封禅书》讲："邹衍以阴阳主运显于诸侯，而燕齐海上方士传其术。"足见其学说在当时是颇有影响的。邹衍的"五德终始"说，运用五行转运推论朝代的更替和历史发展，无疑是一种唯心史观，但因此就断言其整个阴阳五行学说是唯心主义思想，尚缺乏充分根据。邹衍和宋钘、尹文都是稷下学士，宋钘、尹文创立的精气学说对其有深刻影响。邹衍言金、木、水、火、土五行，莫不为之"气"，就是证明。如果邹衍从唯物主义的精气学说出发，"深观阴阳消息"，按照"先验小物，推而大之"的研究方法，"先列中国名山、大川、通谷、禽兽、水上所植、物类所珍，因而推之及海外人之所不能睹""称引天地剖判以来"所存在的各种自然现象，这未必就是荒诞不经之说。邹衍把精气学说、阴阳学说和五行学说糅为一体，加以系统化，这对《黄帝内经》作者在总结医疗经验，奠定中医学理论基础的过程中，是不能不产生影响的。

由于阴阳家的积极提倡和传播，战国时期，阴阳五行学说颇为盛行。在现存的先秦文献中，对阴阳五行学说运用和发挥最多的，要算《周易》和《黄帝内经》了。《周易》分《易经》和《易传》两部分。《易经》出于殷周之际，是一部占卜人世吉凶的卦书。《易传》出于战国后期，是对《易经》的解释和注评。《易经》中的"－－"和"—"，虽然包含了阴阳对立的思想，但是《易经》并未明确提出阴阳这个概念。《易传》在当时阴阳五行学说盛行的影响下，则对阴阳对立的辩证法思想做了发挥。它认为《易经》中的"－－"和"—"两个基本符号，就是代表阴和阳两个对立方面，万物生长变化是阴阳相互作用的结果。《周易·系辞下》指出："乾坤其易之门邪！乾，阳物也；坤，阴物也。阴阳合德则刚柔有体，以体天地之撰，以通神明之德。"《周易·系辞上》更是明确提出了"一阴一阳之谓道"的命题，说明阴阳是万物发展的规律，并以此为宗旨，揭示了事物运动变化的原因："日往则月来，月往则日来，日月相推则明生焉。寒往则暑来，暑往则寒来，寒暑相推则岁成焉。往者屈也，来者信（伸）也，屈信相感则利生焉。"《周易·系辞下》又说："刚柔相推，变在其中矣。"《易传》继承了《易经》中关于"－－"和"—"交感的思想，以阴阳双方的"相推""相感"作用，表述了事物发展的辩证法，丰富了我国古代辩证法的内容。《黄帝内经》和《易传》基本上是同时期的著作，《易传》中的辩证法思想对《黄帝内经》必然会产生重大影响。当然，它们在思想上也会彼此吸收和相互渗透。《黄帝内经》和《易传》的辩证法思想有高下之别，对我国后来阴阳五行学说的发展产生了截然不同的影响。关于这一点，本章第五节中将另有论述。

恩格斯指出："熟知人的思维的历史发展过程，熟知各个不同的时代所出现的关于外部世界的普遍联系的见解，这对理论自然科学来说是必要的，因为这为理论自然科学本身所建立起来的理论提供了一个准则。"通过以上关于我国的先秦哲学的简单概述，我们可以清楚地看到，当时学术界创立精气学说用以阐明世界的物质性，创立阴阳学说用以解释事物的对立统一关系，创立五行学说用以概括事物相互联系和相互促进，并且将三者融为一体。了解人类思维发展的历史，对于中医理论工作者是十分必要的。通过下面几节的分析，我们将会看到，当时学术界的这一状况，对中医学理论的形成起了什么作用，有什么样的联系，熟知古代哲学对理解中医理论有何意义。

第二节　气一元论是中医学理论体系的基石

唯物主义者认为"气"是构成世界万物的本原。"天地合气，万物自生。"（东汉·王充《论衡》）"气"，是《黄帝内经》中最基本的、运用最广泛的一个概念。根据气的分布和运用的不同，分别被称为天气、地气、精气。在天有风、寒、暑、湿、燥、火之六气；在地有金、木、水、火、土之五气；在人体有五藏之气，六府之气，营、卫之气。就气的性质和功能，又分为阴阳之气、清浊之气、正邪之气等。气的名称很多，但其含义不外两种：一是指构成天地万物（当然包括人在内）的精微的物质；二是指气在身体各部位所发挥的功能。下面，我们仅就气的第一种含义来分析《黄帝内经》中的唯物主义思想。

何谓天地及天人关系问题，是我国先秦哲学史上唯物主义与唯心主义争论的焦点，是哲学基本问题在当时历史条件下的表现。唯心主义者把"天"看作是有意志、有目的的万物主宰，认为"死生有命，富贵在天"。而唯物主义者则认为天是自然界，人是自然界的一部分。《黄帝内经》坚持了稷下学派的唯物主义精气学说。《黄帝内经》中说的天，是指"万物之上下"，也就是人类周围的自然界。它完全揩去了西周以来唯心主义者给天涂上的神秘主义色彩，并用气一元论对天地万物生成做了唯物主义解释。《素问·天元纪大论》中说："太虚寥廓，肇基化元，万物资始，五运终天，布气真灵，揔统坤元，九星悬朗，七曜周旋，曰阴曰阳，曰柔曰刚，幽显即位，寒暑弛张，生生化化，品物咸章。"意思是说，辽阔的宇宙，开始变化于一种元气，这就是万物的初始。元气化生阴阳，阴阳进一步化生五行。这种运动变化统括于整个宇宙，并由此产生天体和生命。由于阴阳柔刚的变化，才产生了大自然形形色色的物质世界。总之，《黄帝内经》认为气是构成天地万物的物质元素。"天地之间，六合之内，其气九州……。""天气下降，气流于地，地气上升，气腾于天。"气是无时不在，无器不有，其小无内，其大无外，弥伦天地万物。它给人们描绘了一幅天地生成，气满六合，并上下升降的生动图景。《黄帝内经》中这种气一元论的唯物主义思想，从明代医家张介宾关于"形气相感而化生万物"的注解中看得更为清楚。他说："夫生化之道，以气为本，天地万物莫不由之。故气在天地之外，则包罗天地，气在天地之内，则运行天地，日月星辰得以明，雷雨风云得以施，四时万物得以生长收藏，何非气之所为？"（《类经·摄生类》）《黄帝内经》作者对气化万物的升降出入过程也做了辩证的说明。

天地万物既然是由气构成的，那么，人处于天地之间，生活于自然环境之中，作为自然界的一部分，其所以能生，亦当全赖此气，并遵循同样的运动变化规律。《素问·宝命全形论》说："人以天地之气生。"又说："夫人生于地，悬命于天，天地合气，命之曰人。"《灵枢·决气》说："余闻人有精、气、津、液、血、脉，余意以为一气耳。"《黄帝内经》认为气是人体生命活动的物质基础，曾以"肾气"的盛衰变化为根据，概述了人生、长、壮、老的生命过程，生动地描述了藏府、筋骨、肌肉、容貌、齿发的变化规律。它还企图以气化来揭示人的梦幻、魂魄、神志、感情等心理活动的生理机制。这种见解今天看来虽然朴素、粗糙，但从自然现象本身探求人的生命奥秘，其方向是应该予以肯定的。

《黄帝内经》用气一元论对天地万物和人的生成做了解释，进而提出了"人与天地相应"的理论，对人与天地之间的关系做了概括。这个理论，一方面肯定天地自然对人的生理病理过程有决定性作用，另一方面，又承认人对于天地自然的能动作用，唯物地解决了中国古代哲学的根本问题，即天人关系问题。

《黄帝内经》认为，天地自然是人类生存的物质基础，人的生理和病理变化，都受自然环境的直接影响。人们吃穿住用所需，全都取之于自然。自然条件优越，人就身体健康，生命力就旺盛。"天食人以五气，地食人以五味，五气入鼻，藏于心肺，上使五色修明，音声能彰。五味入口，藏于肠胃，味有所藏，以养五气。气和而生，津液相成，神乃自生。"（《素问·六节藏象论》）所谓五气，是指臊、焦、香、腥、腐。所谓五味，是指酸、苦、甘、辛、咸，其实就是五谷菜果之类。五气五味入于藏府，及于皮表，使身体各器官协调活动，因而气血充盈，精力充沛，神志聪慧，容光焕发。而自然环境恶劣，四时阴阳变化异常，往往使人的某些生理机能失调，发生季节性的时令病。就是在一天之内，随昼夜阴阳消长进退，人体的气血也发生相应变化。这在病人身上尤为明显。病者多以"旦慧昼安，夕加夜甚"，其原因无不是"四气使然"。此外，各地区由于自然环境不同，人们产生的疾病，以及在生理、气血、体型、肤色等方面也都有差异。甚至晨昏昼夜变化对人的精神情志也有一定影响。因此，"故治病者，必明天道地理，阴阳更胜，气之先后，人之寿夭，生化之期，乃可以知人之形气矣。"（《素问·五常政大论》）《黄帝内经》把人和周围的自然环境联系起来加以考虑，就能较全面地掌握人的生理病理变化，这对今天的临床实践仍是不可忽视的指导原则。

同时，《黄帝内经》也十分重视人在认识疾病和治疗疾病过程中的主观能动作用，认为病变规律既是客观的，又是可知的，人们可以因势利导，除疾灭病，维护身体健康。《素问·宝命全形论》说："天覆地载，万物悉备，莫贵于人。"人之所以"贵"，就在于人能"知万物"，能"法天则地，随应而动"。对于五藏六府的疾病及其变化规律，可以通过其外在表现，临床证候，"见而知之，按而得之，问而极之"，"能合脉色，可以万全"（《素问·五藏生成论》）。既然人能认识疾病，所以也就有方法治疗。正如《灵枢·九针十二原》所说："夫善用针者，取其疾也，犹拔刺也，犹雪污也，犹解结也，犹决闭也。疾虽久，犹可毕也。言不可治者，未得其术也。"针刺之所以能够治病，其功不在于针本身，而在于人重于天地，是人使针刺发挥的作用。"且夫人者，天地之镇也，其不可不参乎！"（《灵枢·玉版》）"人参天地，故可为解。"(《灵枢·刺节真邪》)所谓"人参天地",就是人能动地参应和作用于自然。此外,《黄帝内经》中确定的"正治""反治""扶正祛邪""治病求本"等治疗原则,以及注重养生、"不治已病治未病"等重要思想,都是坚持唯物主义可知论,重视人对自然能动作用的突出体现。

气一元论唯物主义的"人与天地相应"理论,这是贯穿《黄帝内经》全书的一个根本指导思想,是中医藏府学说、经络学说、诊断治疗方法的立论基石和前提。张介宾对《黄帝内经》的这种唯物主义思想做了较全面的概括。他说:"人生于地,悬命于天,此人之制命于天也;栽之培之,倾之复之,此天制命于人也。"又说:"以人之禀赋言,先天强厚者多寿,先天薄弱者多夭;后天培养者,寿者更寿,后天斫削者,夭者更夭。若以人之作用言,则先天之强者不可恃,恃则并失其强矣,先天之弱者当其慎,慎则能胜天矣。"(《景岳全书·先天后天论》)《黄帝内经》正是从这种唯物主义出发,反对鬼神迷信思想,叫人们信医而不信巫,指出"道无鬼神,独来独往。"(《素问·宝命全形论》)"拘于鬼神者,不可与言至德。"(《素问·五藏别论》)就是说,疾病的发生发展有其客观规律,并不是什么鬼神作怪,与相信鬼神的人谈医术,无异于对牛弹琴。所谓祝由治病,也非鬼神作用,而是巫者"先知其病之所从生者,可祝而已也"(《灵枢·贼风》)。《黄帝内经》明确地把医学同巫术对立起来,这种唯物主义的无神论思想,对我国医学的发展起了推动作用。

第三节　阴阳学说是中医学理论的总纲

阴阳学说应用于医学,早在公元前541年(周景王四年)已见医和的"六气致病"说,但当时阴阳还只是作为六种天气中的两种具体气。而《黄帝内经》作者则吸收当时稷下学派阴阳学说的朴素辩证法思想,把它作为世界观和方法论,第一次比较系统地用于医学,成为统帅理、法、方、药的总纲。《黄帝内经》认为:"阴阳者,天地之道也,万物之纲纪,变化之父母,生杀之本始,神明之府也。治病必求于本。"

（《素问·阴阳应象大论》）所谓本者，即"本于阴阳"。就是说，阴阳
法则是贯通天地自然的普遍规律，是一切运动变化的根源，是生长衰亡
的原因，是人们认识和把握万事万物的根本方法和准绳。人类各种疾
病，或感于六淫，或伤于七情，都不外乎阴阳偏盛偏衰所致，所以治病
也就必须抓住这个根本。《黄帝内经》根据当时天文、历法、气象、地
理、物理、化学、生物学和医学的成就，对阴阳矛盾这种普遍性做了充
分论述。同时又对阴阳在自然界各个领域的不同表现，进行了归纳分
类。于是，《黄帝内经》在认识矛盾普遍性的前提下，在分析矛盾特殊
性的基础上，进一步提炼出"阴阳离合"的思想。"阴阳离合"这个命
题是对阴阳双方既对立又统一关系的表述，堪称《黄帝内经》阴阳学
说中最精粹的部分。

　　《素问·阴阳离合论》中说："阴阳者，数之可十，推之可百，数
之可千，推之可万，万之大不可胜数，然其要一也。"这段话包含着关
于矛盾普遍性和物质无限可分的思想，而特别强调的是，诸种矛盾的共
同本质在于"一"。"一"是什么意思？唐代王冰注释："'一'谓离合
也。虽不可胜数，然其要妙，以离合推步，悉可知之。"意思是说，事
物的阴阳或矛盾多不胜数，错综复杂，而只要把握了阴阳双方的"离
合"关系这个要害问题，就可以提纲挈领，懂得阴阳关系的实质。张介
宾对该篇中的"三阴三阳离合"命题的"离合"二字做了注释："分而
言之谓之离，阴阳各有其经也；并而言之谓之合，表里同归于一气也。"
（《类经·经络类》）这个注解和他进一步把阴阳法则概括为一分为二的
见解，是完全一致的。所谓"二"，就是一中之二，二是从一中分离出
来的；所谓"一"，就是二的统一，一是二的结合。阴阳双方性质不
同，彼此排斥，但双方又互为存在条件，互相联系，互相转化。因此，
我们说《黄帝内经》的"阴阳离合"论，朴素而巧妙地概括了对立统
一规律的精髓，即矛盾的斗争性和同一性。

　　阴阳二者的性质是相互排斥，彼此对立的。这对范畴的提出及其在
《黄帝内经》中的应用，都是表示两种截然相反的事物。在《黄帝内
经》中，有的说明在天地万物运动变化过程中两种事物或势力的不同性
质和作用；有的说明食物在体内分解后营养物质和糟粕的不同走向过

程；有的说明两种不同的生理功能和阴阳偏胜所产生的两种病变及其临床表现。总之，阴阳分别代表着天地、动静、寒热、虚实、上下、表里、左右、升降、出入等对立的事物和倾向。了解阴阳的这种对立性质，就在于对任何事物和现象都要进行矛盾分析，弄清阴阳各自处于何种地位，以何种方式和对方相对立或斗争。所以，《黄帝内经》强调，善诊者，察色按脉，必须"先别阴阳"，就是这个道理。

但是，阴阳对立双方并不是各自独立、彼此隔绝的，而是相互依存、相互联系的。也就是说，阴阳之间除了分离、排斥和斗争性的一面，还有相互联系、结合和同一性的一面。而且，《黄帝内经》对"阴阳离合"的"合"这一面，即阴阳对立双方的同一性，讲得还要更多一些。

阴与阳互为存在条件，双方总是处在一个统一体之中，二者缺一不可。所以《黄帝内经》说：阴阳"两者不和，若春无秋，若冬无夏，因而和之，是谓圣度。……阴阳离决，精气乃绝。"（《素问·生气通天论》）所谓"和"，就是阴阳交和、配合或联系。人们养生或治病，就是调理阴阳，使气血和调，"阴平阳秘"。这就是《素问·生气通天论》所说的"生之本，本于阴阳"的道理。若二者分离，断绝联系，精气就会枯竭，生命就会停止。对于阴阳这种相互依存的关系，张介宾做了明确阐述。他说："盖阳不独立，必得阴而后成。……阴不自专，必因阳而后行。……此于对待之中，而复有互藏之道。"（《类经·阴阳类》）《黄帝内经》中这种阴阳相反而又相成的思想，是同任何见阴不见阳，或者见阳不见阴，把二者绝对分离开来或绝对对立起来的形而上学观点不相容的。《黄帝内经》一书，正是基于这样的思考，阴阳既分有三阳经、三阴经，又在一定条件下各门合之为一阴一阳。合于一阳时，其特征为浮而不过；合于一阴时，其特征为搏而不沉。借此表达了二者在分离过程中各有其质的特征。洞察疾病，就是探索阴阳、正邪离合的倾向，从而合乎自然规律地予以调整。可见，它不仅有其理论价值，而且有极为重要的指导临床的实际意义。

阴与阳相互渗透，双方总是错综复杂地交织在一起。《黄帝内经》在分析双方的相互关系时，还进一步分析了阴阳交合、彼此贯通的复杂情况，指出阴阳双方不仅相互为用，而且阴阳双方又各分阴阳。就天地而言，天为阳，地为阴。而深入一步，则"天有阴阳，地亦有阴阳"。对于人体的阴阳，《黄帝内经》更是剖析得细致入微，条理分明，认为"阴阳表里内外雌雄相输应"。所谓"相输应"，就是阴阳相互输送、运转，彼此蕴涵、照应。这种"阴阳之中复有阴阳"的思想，揭示了机体表里内外器官生理功能的内在联系，奠定了"三阴三阳"贯通一体的理论基础。从而启发人们对事物纵横交错的复杂关系要善于做深入细致的分析，以便从本论治，达到治愈疾病的目的。

阴阳双方相互转化，是"阴阳离合"中的"合"，即矛盾同一性的最重要的体现，是事物新陈代谢的转机。《黄帝内经》对阴阳转化规律的论述相当精深，并明确提出了"物极谓之变"的论断。"四时之变，寒暑之胜，重阴必阳，重阳必阴。故阴主寒，阳主热，故寒甚则热，热甚则寒。故曰：寒生热，热生寒，此阴阳之变也。"（《灵枢·论疾诊尺》）阴寒阳热，这是阴阳的正常表现。秋冬去而春夏来，气候由凉寒转化为温热；春夏终而秋冬始，则由温热转化为凉寒。这是阴阳转化在一年四季温热凉寒过程中的体现。人体疾病发生和变化，也反映了阴阳盛衰的转化规律。《黄帝内经》在表述阴阳寒热转化规律时，特别强调"重""甚""极"三个字，意思是说，阴阳双方交争的结果，彼此失去平衡，由量变达到过甚或极点时，就会发生质变，阴阳各自就会转到自己的反面去。这就告诉人们，不要把阴阳对立看成固定不变的东西，而要时时谨察二者的变化，善于把握病机，行针施药，促使阴阳和调。

"阴阳离合"论，承认物质运动的永恒性，并揭示了事物运动的根本原因。《黄帝内经》阐述了天地万物升降出入、迟速往复的运动过程。《素问·六微旨大论》中说："是以升降出入，无器不有""故无不出入，无不升降。化有大小，期有近远，四者之有，而贵常守，反常则灾害至矣。"意思是说，自然界万事万物无不处于升降出入的运动之中，任何一种物质的运动变化，在空间中范围有大小，在时间上期限有远近，然而运动变化却是永恒的。运动一停止，事物就会毁灭。"出入废则神机化灭，升降息则气立孤危。故非出入，则无以生长壮老已；非升降，则无以生长化收藏""故器者生化之宇，器散则分之，生化息矣"。

（《素问·六微旨大论》）这就进一步说明，升降出入的矛盾，贯穿于生命的整个过程。升降出入就是运动，是物器固有的属性。世间不存在不运动的物器，而无物器同样也就没有生化之运动。

事物为什么会处于永恒的运动之中？事物运动变化的原因是什么？对于这个问题，《黄帝内经》也有明确的回答。"天以阳生阴长，地以阳杀阴藏，天有阴阳，地亦有阴阳""动静相召，上下相临，阴阳相错，而变由生也"（《素问·天元纪大论》）。"故高下相召，升降相因，而变作矣""成败倚伏生乎动，动而不已，则变作矣""寒湿相遘，燥热相临，风火相值，其有间乎"（《素问·六微旨大论》）。《黄帝内经》不仅强调了事物交合在运动变化中的作用，而且也看到了矛盾相"间"在运动中的意义。对阴阳寒暑有"间"这一点，张介宾做了注解。他说："'间'，异也，惟其有间，故或邪或正而变由生也。"（《类经·运气类》）由此可见，《黄帝内经》认为事物之所以有运动变化，完全是由于阴阳双方"相错""相临""相召""相因""相遘"及彼此"相离""相间"。简言之，是由于矛盾双方相互作用的结果。这种相互作用，就是"阴阳离合"，就是阴阳双方的分离和对立、配合和联系。毛泽东同志指出："矛盾着的对立面又统一，又斗争，……此推动事物的运动和变化。"（《矛盾论》）《黄帝内经》作者通过详细观察各种自然现象，总结临床经验，找到了这个真理。

总之，阴阳学说的辩证法思想，是统帅中医学理论的总纲，是中医学辩证论治的哲学根据。中医学中的藏府学说、经络学说、病因学说、病机学说和辩证论治的基本原则，无不渗透着阴阳学说的辩证法思想。正如张介宾所说："医道虽繁，而可以一言以蔽之者，曰阴阳而已。"

第四节　五行学说是中医学的论理方法和体系间架

如前所述，五行学说把金、木、水、火、土五种物质看作构成宇宙万物的基本元素，而战国之后，由于人们抽象思维能力的发展，精气学说的创立，就以"气"来概括万物的生成和统一。自此，五行不再是指五种具体的元素，而是根据五行的特性及其相互关系，演化为说明具体事物之间联系和变化规律的思维方法。

　　《黄帝内经》认为，"气"是万物生成的本原。"生之本，本于阴阳。"（《素问·生气通天论》）气分阴阳，阴阳又生化五行，五行为地上形形色色万物的代表或总括。所以，《黄帝内经》总是将阴阳五行并提，二者不可分割。张介宾对阴阳五行这种内在联系做了说明："五行即阴阳之质，阴阳即五行之气，气非质不立，质非气不行。行也者，所以行阴阳之气也。"（《类经图翼·五行统论》）从方法论角度看，阴阳学说着重讲事物运动变化的一般原因和规律，而五行学说则进一步说明事物之间的具体联系。只讲阴阳，就不易把握事物的具体联系和整体；只谈五行，就陷入纷繁复杂的现象之中，不能提纲挈领，抓住本质。在《黄帝内经》中，五行与阴阳一样，是中医学体系中一个不可缺少的组成部分。

　　首先，《黄帝内经》根据金、木、水、火、土的不同物理属性，采用"取象比类"的方法，对自然界的事物进行归类。水具有润下、寒凉、凝聚的特性，于是就把冬季、北方、黑色、寒冷、咸味、闭藏、肾藏、膀胱等归入水的范围。火具有炎上、温热、光亮、熔化他物的特性，就把夏季、南方、赤色、暑热、苦味、心藏、小肠等归入火的范围。木具有曲直、生成、易动等特性，就把春季、东方、青色、风气、酸味、生发、肝胆等归入木的范围。金具有从革、发声、坚硬等特性，就把秋季、西方、白色、辛味、干燥、肺藏、大肠等归入金的范围。土具有生长庄稼、载物、滋生的特性，就把长夏、黄色、甘味、湿润等归入土的范围。《黄帝内经》运用这种五行归类法，对世界上千变万化的事物和现象进行分类，特别是对人体构造、生理功能、病理变化、心理活动等分得尤为细致，诸如五藏、五体、五官、五色、五声、五味、五志、五欲等。这种观察事物的方法，确实直观、朴素、简单、粗糙、公式化，但这是我国古人认识复杂自然现象的一大进步，是分门别类去研究事物性质的最初前提。这种归纳法对人类认识自然的历史作用是不可抹杀的。

　　其次，《黄帝内经》依据五行的特性及其相互关系，试图揭示事物之间的联系，把握和维持生命系统的平衡。恩格斯说：辩证法是"关于联系的科学"，它"为自然界一切事物的发生、发展过程，为自然界中的普遍联系，为从一个研究领域到另一个研究领域的过渡提供类比，并从而提出说明方法"(《自然辩证法》)。《黄帝内经》的阴阳五行学说以朴素的形式，在一定意义上不自觉地体现了这种辩证法思想。《素问》中的《阴阳应象大论》《天元纪大论》《五运行大论》等篇运用五行相互联系的思想，详细论述和推演了天文、地理、气象的变化规律，以及与之相应的人的形体器官联系和病变规律，形成了对人体各部分纵横相连、内外相袭、表里贯通的整体观念，内容甚为丰富。

《黄帝内经》关于五行之间的联系，可以概括为以下两个方面。

其一，五行生克，揭示藏器之间的相互联系，说明生命系统相对平衡是身体正常发展的前提条件。所谓"相生"，就是五行相互滋生，彼此促进、奉养之意。五行相生的顺序是木生火，火生土，土生金，金生水，水生木。五行中的每一行，都是生我和我生前后衔接，如此循环往复，以至无穷，以说明一年春、夏、长夏、秋、冬五个季度变迁的规律，表达肾生肝、肝生心、心生脾、脾生肺、肺生肾的滋养顺序。所谓"相克"，就是相互克制，彼此制约的意思。五行相克的顺序是金克木，木克土，土克水，水克火，火克金。每一行都有我克和克我两方面，前后制约，以防止"太过"，维持运动系统的正常状态。"亢则害，承乃制，制则生化。"(《素问·六微旨大论》)"亢"的现象是生命过程中难以避免的，但"亢"而有"制"，就不至于为害。如果五行中某一行过于亢进、强盛，就会破坏各器官之间的协调活动。但是，与之相应的某一行对其加以克制，使其回复平衡，从而维持正常的生长发展。《黄帝内经》着重强调五行相克或制约在事物正常生长、发展和变化过程中的决定性作用。恩格斯说："事物相对静止的可能性，暂时平衡状态的可能性，是物质分化的根本条件，因而也是生命的根本条件。"《黄帝内经》作者在详细观察自然现象、生理病理变化的过程中，已初步接触到了生命系统这种自我调节的功能对正常生命活动的重要性的问题。

其二，五行生克关系，主要是说明事物运动的正常状态，说明人体各脏器协调活动。但是，事物平衡是相对的，而不平衡则是绝对的。因为阴阳二气有消长进退的变化，所以"形有盛衰，谓五行之治，各有太过不及也"（《素问·天元记大论》）。这样，五行之间就出现"相乘相侮"现象。所谓"相乘"，就是乘虚而入；所谓"相侮"，就是欺侮，即反克，均是五行之间失去平衡而出现的反常现象。对人体来说，则是生理功能失调，发生疾病。"气有余，则制己所胜而侮所不胜；其不及，则己所不胜侮而乘之，己所胜轻而侮之。"（《素问·五运行大论》）五行中的某一行"太过"，即偏盛，就会克制它所能胜的那一行，欺侮它原先克己的那一行；反之，若其"不及"，即偏衰，那么原来能克制自己的那一行就会乘虚而入，而本来受自己克制的那一行，也很容易来欺侮。此外，乘侮者又因缺少防卫而受邪；被乘侮者，因郁久之后起而抗之，反败为胜，又致新病，此所谓"复胜"。五行中的任何一行反常，就会发生系列反应，破坏五行平衡，影响身体健康。所以，医者行针施药的目的，就在于抑其"太过"，补其"不及"，调理五行平衡。正如《黄帝内经》所说："夫五运之政，犹权衡也，高者抑之，下者举之，化者应之，变者复之，此生长化成收藏之理，气之常也，失常则天地四塞矣。"（《素问·气交变大论》）可见，五行生克与乘侮，这是中医治疗原则立论的根据之一。

由此可见，五行学说对中医认识疾病之所在，证候之所现，治疗之所当，是至为重要的，它有助于把握藏器系统的整体联系和疾病传变规律。但是，五行学说有直观性、公式化的缺陷，以及牵强附会的机械类比和凭空推论演绎的神秘色彩。因此，我们学习《黄帝内经》中的五行学说，要认真辨析，以便去粗取精，去伪存真。

第五节　中医学的唯物论和辩证法思想在我国古代哲学史上的地位

《黄帝内经》的气一元论唯物主义和阴阳五行学说的辩证法思想，为中医学理论体系的形成奠定了基础。同时，《黄帝内经》中关于生命起源、疾病成因、形神关系等方面的合理思想，也丰富了当时哲学的内容，对秦汉乃至后来哲学思想的发展产生了深远影响。

《黄帝内经》的"人与天地相应"论为当时唯物主义提供了具体科

学论据。荀子认为，天就是无目的、无意识的自然界，天地运动自有其规律。"天行有常，不为尧存，不为桀亡。"（《荀子·天论》）天地万物是由物质性的气构成的，人是自然界的一部分，人同万物的区别就在于"人有气有生有知且有义，故最为天下贵"（《荀子·王制》）。所以，他强调"明天人之分"，重视人对自然的能动作用。只要人们心底清醒，正常发挥各种感官的功能，合理利用自然界提供的生活条件，"知其所为，知其所不为"，就可以"官天地而万物役矣"（《荀子·王制》）。并提出了"制天命而用之"人定胜天的光辉思想。他说："大天而思之，孰与物畜而制之！从天而颂之，孰与制天命而用之！望时而待之，孰与应时而使之！"（《荀子·王制》）此外，荀子对形神关系也有深刻见解。他说："心者，形之君也，而神明之主也。"（《荀子·解蔽》）他断言"形俱而神生""养备动时，则天不能病"（《荀子·天论》）。荀子这些杰出的唯物主义思想，都和当时的医学成就有密切联系。《黄帝内经》中关于"人以天地之气生"的思想，关于天地间"人为贵"的思想，关于"心者，君主之官，神明出焉"的思想。关于"形与神俱"的思想，关于人要适应四时阴阳变化而养生的思想等，和荀子的思想绝不是彼此孤立的巧合。

如前所说，《易传》和《黄帝内经》基本上是同时代的著作，它们在思想上相互渗透、相互影响。但是，《易传》中的辩证法思想不仅远不如《黄帝内经》中的丰富和深刻，而且理论出发点和对我国后来哲学的影响也截然不同。《易传》和《易经》一样，是占卜人世吉凶祸福的著作，充满神秘主义色彩。同时，《易传》还以"阳尊阴卑"思想直接为儒家的"男尊女卑""君贵臣贱"等伦理纲常论证，为封建统治者效劳。可以说自《易传》起，一些儒者把阴阳学说由说明自然现象，运用来解释社会现象，赋予阴阳以社会道德属性，进一步把这个学说引上了邪路。《黄帝内经》却不然，《黄帝内经》作为一部自然科学的医学著作，坚持了朴素的唯物主义立场，始终把辩证法贯穿于具体科学实践之中，而没有把阴阳对立的辩证法沦为御用文人宣扬腐朽的纲常名教的工具。《黄帝内经》通过总结临床经验，把阴阳五行学说的辩证法思想给予了详细深刻的阐述，它把一般哲学道理与具体科学实践结合起来，虚实一体，体用相连。

《吕氏春秋》是秦始皇时期吕不韦聚集宾客编著的，内容博杂，珠目相混。其中一些篇章，也吸收了《黄帝内经》中的朴素唯物论和辩证法思想。《孟春纪·本生》说："始生之者天也，养成之者人也""故圣人之治万物也，以全其天也，天全则神知矣"。"全其天"的"天"，汉代高诱特注为"身"，以别于自然的"天"。《季春纪·尽数》说："圣人察阴阳之宜，辨万物之利以便生，故精神安于形。"它还以唯物主义的气化理论解释疾病成因和锻炼身体的重要，说："病之留，恶之生也，精气郁也。"疾病的产生是由于精气的不通，因此提倡要运动。"流水不腐，户枢不蠹，动也。形气亦然。形不动则精不流，精不流则气郁，郁处头则为肿为风，处耳则为挶为聋，处目则为䁾盲，处腹则为疜，处足则为痿而蹶……。"因此，它反对鬼神迷信，"今世上卜筮祷祠，故疾病愈来"。上述唯物主义思想和当时的医学成就有直接联系。

自然科学的成就不仅推动着唯物主义的发展，而且也迫使唯心主义变换形态。唯心主义往往采取更狡猾的手法，歪曲利用自然科学的成果，为其荒谬论点做辩护。西汉董仲舒的"天人感应"，就是歪曲利用中医学中天人关系的一个典型。董仲舒援引《黄帝内经》中人与天地相应的思想，如"天将阴雨，人之病故为之先动""病者至夜而病益甚"（《春秋繁露·同类相动》）。进一步歪曲为不仅人应天，而且天也可以应人。他说："天地之阴气起，而人之阴气应之而起；人之阴气起，而天地之阴气亦宜应之而起，其道一也。"（《春秋繁露·同类相动》）正由于此，有的人把中医学中人应天地的思想和董仲舒的天人相互感应混为一谈。其实，二者有本质的区别。中医学中人与天地相应的思想，其出发点是唯物主义的自然论，即人是自然界的一部分，人和自然服从同样的规律。而董氏的"天人感应"，其出发点是唯心主义的神学目的论。他认为天是"百神之君"，能以灾异和吉祥兆示人间祸福吉凶。人通过祷告、祭祠等迷信活动可以祈求天神驱疾、致雨、安天下。

在批判董仲舒神学目的论的过程中，从《淮南子》到王充的《论衡》，除了继承宋钘、尹文、荀子、韩非子的唯物主义哲学，同时也吸收了当时医学的成果。这些著作虽然没有直接提到《黄帝内经》，但其中的唯物主义思想，却与《黄帝内经》有明显的联系。

《淮南子》是西汉淮南王刘安主持门客编撰的一部论文集，主要宣扬黄老之学。它继承宋钘、尹文的精气学说，认为天地万物是由原始的混沌未分的元气演化而成，而且它在形神关系和养生方面的唯物主义思想也带有浓厚的医学色彩。它说："夫性命者，与形俱出其宗，形备而性命成，性命成而好憎生矣。"（《原道训》）这里明确提出形体先于性命，先于好恶的意识而存在。这与荀子的"形俱而神生"，与《黄帝内经》的"形与神俱"是一脉相承的。在养生方面，它提倡气充欲省。"形神气志，各居其宜，以随天地之所为。夫形者生之舍也，气者生之充也，神者生之制也，一失位则三者伤矣。"（《原道训》）"血气者，人之华也，而五藏者，人之精也；夫血气能专于五藏而不外越，则胸腹充而嗜欲省矣。胸腹充而嗜欲省则耳目清，听视达，谓之明。"（《原道训》）它还说："人大怒破阴，大喜坠阳，大忧内崩，大恐生狂。"（《精神训》）这些思想可以说直接来自当时医学关于节制情欲、保持精气的养生之道。

东汉初年的唯物主义哲学家王充，继承气一元论唯物主义的传统观点，对董仲舒的神学目的论进行了有力的批判。自秦始皇起，特别是汉武帝以后，片面夸大医药和养生的作用，竟然妄图长生不死。于是服药求仙的迷信活动与董氏的神学目的论合流，天人感应盛极一时。王充恰当地评价了医药的作用，指出："夫服食药物，轻身益气，颇有其验；若夫延年度世，世无见效""名药养病能令人无病，不能寿之为仙。"（《论衡·道虚》）王充维护了《黄帝内经》中人与天地相应的思想，批判了董仲舒的天人感应。他说："天气变于上，人气应于下矣。……故天且雨，蝼蚁涉，蚯蚓出，琴弦缓，痼疾发，此物为天所动而验也。"天能动人，人能应天，而人却不能感应天地。"人有寒温病，非操行之所及也，遭风雨气，身受寒温。"（《论衡·寒温》）"寒温之事，系于天地而统于阴阳，人事国政安能动之？"（《论衡·变动》）此外，他还利用当时的医学成就，正确地阐明了形神关系，反对各种鬼神之说。他提出"精神本以血气为主，血气常附形体""天下无独燃之火，世间安得有无体独知之精"（《论衡·论死》）。他的这一思想，为后来唯物主义无神论者所继承和发展。

　　自然科学和医学历来有着十分密切的联系。自然科学若以唯物论和辩证法为指导，就能迅速前进，否则，就会走许多弯路。而自然科学的新成就，又不断地丰富着唯物主义的内容，推动着哲学的发展。所以，我们必须自觉地以马克思主义哲学为指导，努力发掘中医药学这个伟大的宝库，为早日实现中国医学科学现代化贡献力量。

第二章　中医学基本理论的辩证法思想

前面一章已对中医学的哲学基础做了阐述。本章将讨论中医学朴素的唯物主义哲学思想如何运用于中医基础理论，主要探讨阴阳学说、五行学说、藏象学说、病机学说的辩证法思想。

第一节　阴阳学说的辩证法思想

阴阳学说是中国古代的一种宇宙观和方法论，具有朴素的唯物论和自发的辩证法思想。但是，当阴阳学说的辩证法思想被运用于医学领域后，阴阳学说不仅成了中医学重要的理论基础和思想方法，同时也进一步丰富了它自身的辩证法思想内容。所以，发掘中医学中的阴阳学说，对于深入研究古代哲学思想，更好地认识和掌握中医学理论体系，将会是十分有益的。本节着重从以下四个方面加以阐述：阴阳的相互对立和相互依存的辩证关系；运动变化是阴阳学说的主要内容；阴阳学说在中医学中的应用；正确对待阴阳学说。

阴阳相互对立与相互依存的辩证关系

对立面的统一和斗争是辩证法的实质和核心。阴阳则是万物产生、发展、变化、灭亡的源泉，是客观世界运动变化的根本规律。阴阳之间存在着相互对立、相互依存、相互消长、相互转化的关系，而最根本的则是相互对立与相互依存的辩证关系。

阴阳对立是用阴阳来说明事物互相对立的两个方面的属性。要正确说明事物双方的阴阳属性，必须掌握阴阳的基本特性，如《素问·阴阳应象大论》说："水火者，阴阳之征兆也。""水为阴，火为阳"说明阴的基本特性像水，阳的基本特性像火，可以用水与火作为阴阳的象征。推而广之，自然界复杂的事物及其运动状态，都可以根据这种基本特性来分析其阴阳属性。阴阳对立，表现为两者之间是相互制约、相互斗争的。《类经附翼·医易义》说："动极者镇之以静，阴亢者胜之以阳"，指出了动与静、阴与阳相互制约的关系。《黄帝内经》的"阴盛则阳病，阳盛则阴病"（《素问·阴阳应象大论》）阐明了以下的道理：如果一方面的太过，就会引起另一方面的不足；相反的，一方面的不足，也会导致另一方面的太过。《黄帝内经》还认为，食物在体内分解后营养物质与糟粕不同的走向过程，也存在相互对立关系，"清阳出上窍，浊阴出下窍；清阳发腠理，浊阴走五藏；清阳实四支，浊阴归六府"（《素问·阴阳应象大论》）。可见，阴阳的对立在中医学中是普遍存在的。

阴阳两个方面是相互对立的，但更重要的是它们之间还存在着相互依存的关系，任何一方都不能脱离另一方而单独存在。从自然现象看，没有天，就无所谓地，没有地，也无所谓天；没有昼，就无所谓夜，没有夜，也无所谓昼；没有热，无所谓寒，没有寒，就无所谓热。从方位上看，没有上，无所谓下，没有下，就无所谓上；没有左，无所谓右，没有右，就无所谓左；没有南，无所谓北，没有北，就无所谓南。从人的性别看，没有男，无所谓女，没有女，就无所谓男……。所有相互对立的阴阳两方面都是这样，"无阴则阳无以生，无阳则阴无所化""阳根于阴，阴根于阳""孤阴不生，孤阳不长"，每一方都以另一方为存在条件。阴阳的这种相互依存关系，一般又称为"互根"。《素问·阴阳应象大论》说："阴在内，阳之守也；阳在外，阴之使也"，是对阴阳双方相互依存关系的很好说明。阴藏于内，为阳的内守；阳动于外，为阴的外用。《素问·生气通天论》又认为："阴者，藏精而起亟也；阳者，卫外而为固也。"指出阴是贮藏精微化生阳气的来源，阳是保卫人体抵御外邪的屏障。不仅如此，《素问·阴阳应象大论》还说："阳生阴长，阳杀阴藏"，阳能生发，阴便滋生，阳能肃杀，阴即枯槁。以上是从两个不同事物的角度来说的。相互对立与相互依存关系，还可以体现于同一事物的内部。举例来说，一日之中，白天属阳，但白天又可以根据上午和下午再分为阳中之阳与阳中之阴，上午为阳中之阳，下午为阳中之阴；夜晚属阴，但按前半夜和后半夜又可分为阴中之阴与阴中之阳，前半夜为阴中之阴，后半夜为阴中之阳。这些，也都说明阴阳之中再有阴阳。总之，不管是从不同事物的两个方面，或是同一事物的内部看，相互对立与相互依存的辩证关系，都是阴阳学说辩证法思想的根本问题。

运动变化是阴阳学说的重要内容

相互对立、相互依存的阴阳双方不是处于静止不变的状态，而是处于不断的运动变化中。这种运动变化具有量变与质变的过程，阴阳消长是其量变过程，阴阳的相互转化是其质变过程，而运动变化则是阴阳学说的重要内容。

阴阳消长，是说阴阳双方是处于"阳消阴长"或"阴消阳长"的运动变化之中。如对昼夜交替的阴阳消长过程，中医认为一日十二时辰中的子、午、卯、酉四个时辰，一年二十四节气中的二分（春分、秋分）二至（冬至、夏至）四个节气，是阴阳交替的枢机。子午与二至正是阴阳转折时期，卯酉与二分则是阴阳平衡之际。对四时春秋更替，《素问·脉要精微论》说："是故冬至四十五日，阳气微上，阴气微下。夏至四十五日，阴气微上，阳气微下。"很明显，这是一个阳长阴消，阴长阳消的过程，这是从一般情况而言的。阴阳消长实际情形是有常有变的，如《医宗金鉴》指出："时之常者，如春温，夏热，秋凉，冬寒也。日之常者，早凉，午热，暮温，夜寒也。时之变者，春不温，夏不热，暑不蒸，秋不凉，冬不寒也。日之变者，早温，午寒，暮凉，夜热也。"即说明了这种变化。中医学还认识到，人体的生理活动是随着阴阳消长过程而发生相应变化的。就人体而言，各种机能活动（即阳长）的产生，必然要消耗一定的营养物质（即阴消），这就是"阳长阴消"的过程；相反，各种营养物质的化生（即阴长），又必然要消耗一定的能量（即阳消），这就是"阴长阳消"的过程。在正常情况下，这种"阴阳消长"是处于相对平衡的状态中。如果"消长"关系超出一定的限度，不能保持相对的平衡，出现阴阳某一方的偏盛偏衰，便会产生疾病。人体的阴阳消长，还可表现为阴阳上下升降的形式，健康人阳气趋向于上，阴气趋向于下，维持在平衡状态，若其阴阳异位，则会产生疾病。对此，《医部全录·卷三》做了阐述："清气当于上而反下降，故生飧泄，浊气当于下而反上逆，故生胀。此吾身之阴阳反作，气之逆从而为病也。此论阴阳之体位，各有上下。"另外，十二经脉气血的运行随着阴阳消长，存在有规律性的涨退，经穴也相应地出现定期的开合。脉象出现的规律性变化，也属于生理活动的阴阳消长变化。

人体的病理变化也无不受到阴阳消长的影响，如邪正双方的消长变化，决定着疾病的发展、变化与转归。在邪正斗争过程中，或由于正气之虚，或由于邪气之盛，都会促使病情趋向恶化；而正气得到恢复，邪气退却，则疾病向好的方面发展。又如体温变化，人体的体温并非绝对恒温，而是稳定在一定的范围内。这一定范围内的变化，属于阴阳常态的消长过程，是相对平衡的。若超过这个范围，平衡被打破，则必然出现病理变化。

阴阳转化是事物运动变化的基本规律。中医学认为，在阴阳消长过程中，事物出"化"至"极"，即发展到一定程度，超越了阴阳正常消长的阈值，事物必然向着相反的方面转化。以季节气候变化为例，一年四季，春至冬去，夏往秋来。春夏属阳，秋冬属阴，春夏秋冬四季运转不已，这就具体体现了阴阳的互相转化。又如，夏天越热，地下水也越清凉。夏季热，在阴阳属性上属于阳；清凉，在阴阳属性上属于阴。天气愈热，地下水越清凉，这些现象也就是重阳必阴。同样的情况，冬季天气愈寒冷，地下水越温暖，这些现象也就是重阴必阳。张志聪《素问·阴阳应象大论》注中指出："阴寒阳热，乃阴阳之正气。寒极生热，阴变为阳也；热极生寒，阳变为阴也。动之始则阳生，动之极则阴生，静之始则柔生，静之极则刚生。故阴阳之理，极则生变，人之病亦然。"这是对重阳必阴、重阴必阳规律的很好概括，说明了阴和阳在一定条件下可以完全向相反的方向转化。临床上，如由寒转化为热的病证：感受寒邪之后，患者开始出现身热不甚、恶寒较重、苔白、脉浮紧等，属于表寒证；若表寒证未及时治疗，寒邪不解，阳气郁而化热，则恶寒逐渐减轻，而出现发热较重，继而不恶寒、反恶热、口渴、苔白转黄、脉数等，即说明寒转成热证。又如高热病人，由于体温高，过用寒凉药物，正气过耗，可致体温下降。当下降超过一定范围就可出现面色苍白、形寒畏冷、四肢不温、脉细微等一派寒象。以上数例说明，事物运动变化过程中，当达到某个转折点，即质变的阶段，则必然向着相反的方向转化。

阴阳学说在中医学中的应用

阴阳学说贯穿在中医学理论体系的各个方面，对人体的生理、病理、预防、治疗、药物诸方面，均有具体的阐释。

阴阳用于生理时，对身体部位、藏府、经络、形气等都做了具体划分，如体表为阳，体内为阴；身体上半为阳，下半为阴；五藏为阴，六府为阳；五藏之中，心肺为阳，肝脾肾为阴；心肺之中，心为阳，肺为阴；肝脾肾之间，肝为阳，脾肾为阴；经络之中，经属阴，络属阳，而经之中有阴经与阳经，络之中又有阴络与阳络。在形体与内含物之间，形为阴，气为阳；有形的精血、精液为阴，无形的神和气为阳；在气之中，营气在内为阴，卫气在外为阳等。

人体的生理活动虽然复杂，但都可概括为阴精与阳气的矛盾运动。《素问·生气通天论》说："夫自古通天者生之本，本于阴阳。""阴"即"阴精"，机体的组织结构和血液、津液等物质属于阴；"阳"即"阳气"，指物质运动及其所发挥的功能。阳气是以物质为基础的，没有阴精就无从产生阳气，而营养人体的阴精的化生，又必须依赖阳气的活动，二者是相对立而又相依存的。人体的阴精阳气的矛盾运动，在正常情况下，处于一个有利于生命活动相对平衡的协调状态。此种状态，《黄帝内经》称之为"阴平阳秘，精神乃治"。

中医学还认为，藏府、形气等的对立，还包含着阴阳的对立、互根、转化的共性。如没有形则气无所容，没有气则形不能活动；形若过实，则妨碍气的活动，气若太盛，则容易使形衰竭。《黄帝内经》所说的"形归气""气生形"（《素问·阴阳应象大论》），正是后世临床上"补气以救羸"和"滋阴以养气"的理论根据。此外，《黄帝内经》还用人体内环境和外环境的阴阳相对平衡来说明人的正常生理状态，诸如

"阴阳匀平，以充其形，九候若一，命曰平人"（《素问·调经论》），"故阴阳四时者，万物之终始也，死生之本也，逆之则灾害生，从之则苛疾不起……"（《素问·四气调神大论》）等，也是很有价值的思想。

人体内的一切病理变化，也是阴阳矛盾运动的结果。无论外感病或内伤病，其病理变化的基本规律，不外乎阴阳偏盛或偏衰。

阴阳偏盛时，即为邪实之象。寒气、水湿、痰饮、瘀血等为阴精凝滞所致，则为"阴邪"；风、火、热偏盛为"阳邪"。

阴邪偏盛致病为实寒证，阳邪偏盛致病为实热证，阴邪易耗伤人体的阳气，阳邪易耗伤人体的阴液。临床上，如过食生冷或感受寒邪引起的腹痛、腹泻、喜暖、四肢发冷、食欲不振等症，就是因阴盛导致阳伤的现象。

阴阳的偏衰，是机体内由于各种因素的影响导致阴精阳气化生不足或消耗过度时形成的阴阳亏虚。阴精偏虚时，可出现"津伤""精亏""血虚"等情况；阳气偏虚时，可出现"阳虚""气虚""气陷"等情况。而阴液虚不能制阳，可出现阴虚阳亢的虚热证；阳气虚不能制阴，可出现阳虚阴盛的虚寒证。临床上，如肺痨出现的低热、五心烦热、颧红、盗汗、干咳少痰、舌红、脉细数等症，就是肺阴被消耗而产生的虚热证。又如肾阳虚弱则可产生虚寒证等。

对于疾病的预防，阴阳学说认为，如能保持人体的阴阳变化与天地间阴阳变化协调一致，那就可以祛病延年。因而主张，春夏养阳，秋冬养阴，四气调神。所谓"是以圣人陈阴阳，筋脉和同，骨髓坚固，气血皆从，如是则内外调和，邪不能害，耳目聪明，气立如故"（《素问·生气通天论》），是对阴阳学说用于预防的极好概括。

阴阳学说用于疾病的诊断和治疗，情形又是怎样呢？

阴阳的偏盛偏衰，也就是阴阳失调。阴阳失调是疾病发生、发展的根本原因。因此，诊断疾病，必须首先抓住阴阳。尽管疾病的症状、脉象、颜色、精神状态等各种形态错综复杂，千变万化，但都可用阴阳来概括。如"八纲辨证"以阴阳为总纲，表证、热证、实证属阳，里证、寒证、虚证属阴。所以，辨别阴证与阳证是诊断疾病的基本原则。《素问·阴阳应象大论》说："善诊者，察色按脉，先别阴阳。"抓住了诊断的根本问题。

阴阳用于诊断，既可以作辨证的"纲"，又可用于临床证候辨证。如虚证，有阴虚、阳虚之分，阴虚、阳虚在藏府辨证中又可以再分，如心病证候可分为心阴虚、心阳虚，肾病证候可分为肾阴虚、肾阳虚，其他如肺阴虚、肝阴虚、胃阴虚、脾阳虚等，临床上也常见。

阴阳用于治疗，主要是根据病理上的阴阳偏盛偏衰及其虚实寒热的证候表现，来确定治疗原则。如《灵枢·邪客篇》说："补其不足，泻其有余。"《素问·至真要大论》说："寒者热之，热者寒之。"中医运用这些治疗原则，调整阴阳，补偏救弊，促使阴平阳秘，恢复阴阳的相对平衡，以达到《素问·至真要大论》说的"谨察阴阳所在而调之，以平为期"的治疗目的。

阴阳用于治疗，还可作为指导临床用药的依据。使用药物时，先要掌握中药四气的阴阳属性，即温性、热性的药物属阳，凉性、寒性的药物属阴；药味酸、苦、咸的属阴，辛、甘、淡的属阳；具有升散作用的属阳，具有收敛、降泻作用的属阴。对具体病证的治疗，还可针对各藏府的证候及药物的具体性能，灵活运用，如脾、肾阳虚，则应选用温补脾、肾之阳的药物；肝、肾阴虚则应选用滋养肝、肾之阴的药物等。

正确对待阴阳学说

阴阳学说是我国古代产生的哲学思想，是中医学辩证法的重要组成部分，它对中医学的发展，产生了很大影响，其中的精华正被不断地发掘出来，值得重视。但由于当时社会历史条件所限制，它还不可能有完备的理论，尚存在一些不足之处。因此，应该以一分为二的观点，正确对待阴阳学说。

利用现代科学来研究阴阳学说，其意义是深远的，近年来国内外已经出现了一些新的苗头。上海第二医学院自 1959 年以来，曾做动物模型模拟阳虚，再用助阳药治疗，以药物的疗效来反证阳虚的存在。在用现代化手段探讨阴虚、阳虚的物质基础和中药的疗效，以及作用方式的专题研究中，也获得了初步成果。如以环磷酸腺苷（CAMP）和环磷酸鸟苷（CGMP）的比值作为指标，不同患者中，阳虚比值低，阴虚比值高。"甲减"是阳虚,"甲亢"是阴虚,甲减的 CAMP/CGMP 比值是低的,甲亢的 CAMP/CGMP 比值是高的(邝安坤:"阴阳学说的研究"医学研究通讯,1979 年第 6 期)。

对生物周期性现象和周期性规律问题,国内外都很重视,认为是生物学的重要发展与分支。阴阳学说有不少内容就是阐述生物周期性规律问题。如《黄帝内经》说:"阴中有阴,阳中有阳。平旦至日中,天之阳,阳中之阳也。日中至黄昏,天之阳,阳中之阴也。合(始)夜至鸡鸣,天之阴,阴中之阴也。鸡鸣至平旦,天之阴,阴中之阳也。故人亦应之。"(《素问·金匮真言论》)这些记载清楚地指出昼夜 24 小时中阴阳的周期性变化。《黄帝内经》还记载:"夫百病者,多以旦慧、昼安、夕加、夜甚。"(《灵枢·顺气一日分为四时》)指出人体疾病在一昼夜中,其轻重程度也呈周期性变化。中医学的子午流注记述了人体气血在昼夜 24 小时运行变化的规律,也属于生物钟现象。以上研究说明,阴阳学说有较高的科学性,应该继续深入探讨。

对于阴阳学说的不足之处,我们对下面两个具体问题谈一些不同看法。

①阴阳是古人对天地自然万物对立统一现象的概括和特定表述方式。《黄帝内经》明确说明阴阳是"天地之道""万物之纲纪",并特别指出:"且夫阴阳者,有名而无形。"(《灵枢·阴阳系日月》)意思是说,阴阳不是指某种具体矛盾,而是泛指自然界千千万万事物的矛盾,是对自然界各种具体矛盾的总结和抽象概括,阴阳对立存在于自然界的一切事物和一切过程之中,但如用阴阳解释社会历史现象(如《黄帝内经》中离开人的社会性来谈人的道德品行之类),则是荒谬的。

②在对人体阴阳平衡的认识上,提出的维持人体阴阳平衡以保持健康的说法是正确的。但是,不懂得阴阳暂时共居于一个统一体中,表现出相对稳定状态的平衡性和相对性,因而提出要"独立守神""去世离俗"以达到绝对的平衡,表明了阴阳学说受到当时道家恬惔虚无思想影响至深,及其辩证法思想的不彻底性。

第二节　五行学说的辩证法思想

五行学说和阴阳学说一样，也是贯穿于中医学整个理论体系的指导思想。《黄帝内经》说："夫五运阴阳者，天地之道也。万物之纲纪，变化之父母，生杀之本始，神明之府也，可不通乎!"（《素问·天元纪大论》）这就说明古代医家是把五行学说和阴阳学说放在同等重要的地位来对待的，在中医学中，就具体应用五行学说来说明人体内与外、局部与整体的生理关系，说明疾病的转变和预后，综合四诊的资料，推断病情的变化，指导辩证和立法等。

但是，长期以来，学术界对中医五行学说的看法仍然存在着很大的分歧。有的认为中医五行学说既有精华，也有糟粕，应一分为二的对待，予以批判地继承；有的认为中医五行学说全是糟粕，它只能束缚中医学的发展，应该摒弃。各说其是，至今未能得到统一的认识。而当前的中医学基本理论的研究和中医学教学的需要又迫使我们不能回避这个问题，所以我们有必要先从哲学的角度来对中医五行学说进行深入的探讨，阐明其科学性的一面，指出其局限性的一面。这样，有可能使我们在从其他角度来研究五行学说时少走弯路，有利于加快实现中医现代化的步伐。

《黄帝内经》中的五行概念

历史上最早地把五行学说引用到医学上来的代表著作是《黄帝内经》。在《黄帝内经》中，五行学说得到了广泛的应用和发挥，并在古人研究自然界气候变化和人体生命运动中产生了不可低估的作用。我们要对中医五行学说进行实事求是的评价。首先要对《黄帝内经》中有关五行的论述进行探讨，正确理解其所包含的实质内容，并联系后世医家的应用，以历史唯物主义和辩证唯物主义的观点来进行分析，才可能得出较为恰当的结论。

《黄帝内经》认为，木、火、土、金、水乃至自然界中的各种事物都是阴阳的矛盾运动所产生。《素问·阴阳应象大论》和《素问·天元纪大论》都说："阴阳不测谓之神。……神在天为风，在地为木；在天为热，在地为火；在天为湿，在地为土；在天为燥，在地为金；在天为寒，在地为水。"这里，"神"指"阴阳不测"，即阴阳的运动变化本身不可测，但它可以通过在天之风、热、湿、燥、寒和在地之木、火、土、金、水反映出来。因此，《黄帝内经》中的五行概念，不仅仅指的是五类事物及其属性，更重要的是它包含了五类事物内部的阴阳矛盾运动。据《说文解字》："五行也，从二，阴阳在天地间交舞也。"可知《黄帝内经》中的五行概念正是发挥了"五"字本身的内在含义。唐代思想家李筌和北宋思想家王安石也正确地理解了这一点。李筌在其所著的《阴符经疏》中说："天地则阴阳二气，所中有子，名曰五行。五行者，天地阴阳之用也，万物从而生焉，万物则五行之子也。"说明了五行为万物之本原，而阴阳又为五行之本原。王安石在其所著《洪范传》中说："五行者，成变化而行鬼神，往来天地之间而不穷者也，是故谓之行""盖五行之为物""皆各有耦""耦之中又有耦焉，而万物之变遂至于无穷"。也是间接说明了五行概念中的阴阳含义。

在《黄帝内经》中，不仅对五行概念中的阴阳含义，而且其阴阳运动状态也用三阴（太阴、厥阴、少阴）和三阳（太阳、阳明、少阳）来具体化了。

例如，当我们提到原始五行学说中的"木"时，指的仅仅是"草木"一类的植物。而当我们提到《黄帝内经》五行学说中的"木"时，则是指的自然界各种事物内在的阴阳运动处于"厥阴少阳"状态，即"阴尽阳生"状态。此时，对于"木"概念的外延就要进行具体分析了。如果指的是自然界气候的阴阳运动，那么"木"就代表"春"；如果指的是人体的阴阳运动，那么"木"就代表"肝"。自然界春季阴阳运动的外在特征是"升发"，表现为"风"；人体"肝"的阴阳运动在生理上的特征是"疏泄""条达"，病理上的表现则为"动摇不定"，临床上则形象地比喻为"风"。《素问·六节藏象论》说肝为"阴中之少阳"，《素问·藏气法时论》说"肝主春，足厥阴少阳主治"以及所谓"肝气通于春""风所通于肝""肝为厥阴风木之藏"等说法，都说明了"厥阴少阳状态"是"木"行事物之所以相同的本质所在。

同样，"火"行事物的共同本质为"少阴太阳"，"土"行事物的共同本质为"太阴阳明"，"金"行事物的共同本质为"阳明太阴"，"水"行事物的共同本质为"太阳少阴"。《素问·六微旨大论》中所谓"少阳之上，火气治之，中见厥阴；阳明之上，燥气治之，中见太阴；太阳之上，寒气治之，中见少阴；厥阴之上，风气治之，中见少阳，少阴之上，热气治之，中见太阳；太阴之上，湿气治之，中见阳明"，就基本上说明了这个问题。所以明代医家张介宾说："五行即阴阳之质，阴阳即五行之气，气非质不立，质非气不行。行也者，所以阴阳之气也。"（《类经图翼·五行统论》）

由此可见，《黄帝内经》中的五行概念已经和原始的五行概念明显地具有本质的差别了，它已经是自然界客观事物内在阴阳运动变化过程中五种状态的抽象描述。深入地探讨《黄帝内经》五行概念的本质含义，是我们正确评价中医五行学说的必要前提。

人与自然的五行一体观

中医学早就认识到，自然界是人类生命的源泉。自然界的阴阳变化，也必然要直接地或间接地影响人体，而人体对这些影响，也必然相应地反映出各种不同的生理功能或病理变化。这种人与自然息息相关的思想也是通过五行学说的类比联系体现出来的。

在《黄帝内经》中，按五行属性进行类比联系的思想似有一个逐渐扩展的过程。《素问·天元纪大论》开始提出了"神"（阴阳不测）"在天为气"（风、热、湿、燥、寒）"在地成形"（木、火、土、金、水）的天地阴阳五行统一观。《素问·阴阳应象大论》则在此基础上把五行类比推演到人体的五藏、五体、五色、五声、五华、五窍、五味、五志等生理功能和组织结构及情志变化上。《素问·气交变大论》又在上述基础上，把五行类比推演到自然界五气、五性、五德、五化、五虫、五政、五令、五变、五灾等气候状态和生物特性上。《素问·五常政大论》更把五行类比推演到五谷、五果、五畜、五音、五数等动植物乃至声音数字上。

这样，《黄帝内经》以阴阳为纲，以五行为纪，通过类比推理的方法把自然界中各种事物普遍联系起来。阴阳五行学说作为一种古代哲学思维形式，它给当时的人们"为自然界中所发生的发展过程，为自然界中的普遍联系，为从一个研究领域到另一个研究领域的过渡提供类比，并从而提供说明方法"，并通过它体现了整个自然界运动变化的统一性。正是通过这种阴阳五行的类比联系，中医学认识到了自然界气候变化规律与人体生理功能和病理变化的密切关系。

例如，《素问·天元纪大论》说：阴阳的运动变化"故在天为气（风、热、湿、燥、寒），在地成形（木、火、土、金、水），形气相感而化生万物矣。"人类亦是天地阴阳运动变化的产物："天复地载，万物悉备，莫贵于人。人以天地之气生，四时之法成……，天地合气，命之曰人。"（《素问·宝命全形论》）由于人类生命是天地阴阳矛盾运动的产物，所以自然界的阴阳运动必然要反映到人体上来："天有四时五行，以生长收藏，以生寒暑燥湿风；人有五藏，化五气，以生喜怒悲忧恐。"（《素问·阴阳应象大论》），"天地之间，六合之内，不离于五，人亦应之"（《灵枢·阴阳二十五》）等。中医学的藏象学说中，五藏阴阳与自然界阴阳的相应说得更具体："心者，……为阳中之太阳，通于夏气；肺者，……为阳中之太阴，通于秋气；肾者，……为阴中之少阴，通于冬气；肝者，……为阴中之少阳，通于春气；脾者，……此至阴之类，通于土气。"（《素问·六节藏象论》）这里，我们看到，中医学通过阴阳五行类比推理的方法，提出了一些天才的思想，预测到后来的一些发现，那就是人与自然息息相关，自然界是一个大系统，人体则是一个小系统，大小系统之间存在着内在的有机联系。从而指导人们通过观察自然界的运动变化规律来认识和掌握人体生命系统的运动变化规律，并运用到医学上来，为人类健康事业服务。恩格斯说："在从化学过渡到生命以后，首先应当阐述生命转化产生和存在的条件，因而首先应当阐述地质学、气象学等，然后才阐述生命的各种形式本身，如果不这样，这些生命形式也是不可理解的。"阴阳五行学说广泛的类比推理正是注意到了这个问题。这种人与自然息息相关的思想两千年来一直有效地指导着中医学临床实践。汉代医学家张仲景在他的《伤寒杂病论》一书的序言中特别指出了必须掌握阴阳五行及人与天地相应理论的重要性："夫天布五行，以运万类，人禀五常，以有五藏，经络府俞，阴阳会通，玄冥幽微，变化难极，自非才高识妙，岂能探其理致哉！"说明自然界与人体的阴阳五行运动变化规律"玄冥幽微，变化难极"，我们必须要深入"探其理致"，才能认识和处理复杂的疾病问题。总之，应用五行学说来类比联系自然界和人体生命系统的运动变化规律，是古人不自觉地应用了现代生物控制论中所谓的"同构理论"，使中医学具有了朴素的生物控制医学和气象医学的特征。

当然，由于历史条件的限制，中医学按五行属性进行类比推理的方法，是通过直观的观察和体验对事物进行抽象概括，然后采用"取象比类"的方法来求取它们之间的联系，因此难免存在"用理想的、幻想的联系来代替尚未知道的现实联系，用臆想来补充缺少的事实，用纯粹的想象来填补现实的空白"（同上）这样一些生搬硬套和牵强附会的情况。因此，对于五行类比联系所涉及的各种事物，我们不能兼收并蓄，应该认真地进行分析，结合现代科学的知识和方法加以研究，剔除其不合理的成分，进一步探求自然系统和人体系统内在联系的本质。

五行之间的生克制化

在原始五行学说中，五行概念仅仅是五种具体事物的抽象，相互之间尚未包含有生克制化的关系。《尚书·洪范篇》中的五行排列次序是："一曰水，二曰火，三曰木，四曰金，五曰土。"从这个次序看，这种五行学说并无相生相克之意，若有相生之意，次序应为木、火、土、金、水；若有相克之意，就应当做水、火、金、木、土。在《黄帝内经》中，则是通过"所生""所胜"和"所不胜"来说明五行之间的生克关系的。

所谓"相生"，就是用五行之气来说明一岁之中自然界六气的顺序更迭："显明之右，君火之位也。君火之右，退行一步，相火治之；复行一步，土气治之；复行一步，金气治之；复行一步，水气治之；复行一步，木气治之；复行一步，君火治之。"（《素问·六微旨大论》）它是事物内在阴阳矛盾运动的结果。

至于"相克"，《黄帝内经》中除用"所胜"和"所不胜"来说明外，更提出"承制"这个概念来表示："相火之下，水气承之；水位之下，土气承之；土位之下，风气承之；风位之下，金气承之；金位之下，火气承之；君火之下，阴精承之"。"承"，有奉随而制约之意。联系上段引文，可以看出，这里初步指出了在事物内部的矛盾运动过程中，还同时存在着相互制约关系。即"亢则害，承乃制"关系。辩证法认为，就一个能相对独立存在的事物（系统）来说，其不断的运动变化是绝对的，但要保持该系统的相对独立，就必须要力图保持它内在矛盾运动的相对平衡，因为"物体相对静止的可能性，暂时平衡状态的可能性，是物质分化的根本条件，因而也是生命的根本条件"。在《黄帝内经》中，自然界气候系统和人体生命系统所必需的相对平衡条件，正是通过五行之间的相互制约关系来实现的。"亢则害"指的是阴阳运动将造成五行中某一行太过，从而使平衡被打破而对系统的运行发生危害，对生物体来说，就可能造成"害则败乱，生化大病"。"承乃制"则指的是在即将发生伤害时，系统内部的阴阳运动会使相应一行起而产生制约作用，以免相对平衡被打破，对生物体来说，就形成"制则生化"（引文皆出《素问·六微旨大论》）。所以《素问·至真要大论》说："五行之政，犹权衡也。"即五行的正常运动，以达到平衡为目的。

自然界的相对稳定和生物体能够得到生存和发展，靠的就是这种相互制约作用，有运动就有产生"亢害"的可能，因为总的运动总是打破系统的相对平衡，而局部的运动总是随之而起以制约亢害的发生。"亢害"和"承制"不断交替进行的过程，正是运动和平衡的不断交替过程，所以《素问·六节藏象论》说："五气更立，各有所胜，盛虚之变，此其常也。"自然界和生物体在总的运动过程中，力图保持这种相对平衡状态，即所谓"自稳态"，靠的也正是这种五行之间的相互制约作用。

"生克制化"是五行运动的正常情况，那么反常情况是什么呢？《黄帝内经》认为，反常时就在于"亢"而失制。由于失去相互制约作用，系统本身失去了相对的平衡状态，丧失了继续生存和分化的条件，"害"就会由可能性转化成现实性。这种亢而失制的情况又分两种：一是五行之中某行"太过"，使能制约此一行的相应一行不能发挥作用；

二是被制约者正常，而能制约它的相应一行"不及"，反而表现为被制约者相对亢盛。这两种情况都打破了系统的相对平衡，只不过前者是"盛而无衰"，后者是"衰而无盛"而已。《黄帝内经》把这两种情况分别称之为五行的"乘"和"侮"，即所谓"气有余，则制己所胜而侮所不胜；其不及，则己所不胜侮而乘之，己所胜轻而侮之"（《素问·五运行大论》）。

上述五行之间"生""克""乘""侮"的规律，都被后世医家广泛地应用于临床实践。汉代医学家张仲景首先应用五行理论于医学实践，并强调一个医生要成为"上工"，就必须懂得五行理论。他在《金匮要略》一书的《藏府经络先后病脉证》第一篇中就指出上工之所以高明，在于能"治未病"，而要能治未病，就要懂得五藏间疾病的传变关系。而这个传变关系正是用五行学说的生克关系来说明的。他说："夫治未病者，见肝之病，知肝传脾，当先实脾，四季脾旺不受邪，即勿补之。中工不晓相传，见肝之病，不解实脾，唯治肝也。"张仲景正是看到了人体这种自稳调节机能，然后因势利导，通过实脾来达到治肝的目的。后世医家在此基础上充分应用五行生克制化的道理，发展了它的临床应用，提出"培土生金""益火生土""滋水涵木""壮水制火""扶土抑木""泻火保金""培土制水"等治法，治愈了不少疑难病证，促进了祖国医学的发展。

明代医家张介宾说："盖造化之机，不可无生，亦不可无制。无生则发育无由，无制则亢而为害。生克循环，运行不息，而天地之道，斯无穷已。"（《类经图翼·五行统论》）说明我国古代医学家通过大量的观察和体验，已经认识到自然界和生物体在不断地产生矛盾和不断自己解决矛盾下变化和发展，并用五行学说来朴素地表达了这些复杂系统的内部自稳调节机能，体现了系统"运动和平衡的活的统一"（《自然辩证法》）这一辩证法的思想。当然，我们也该看到，五行学说毕竟是历史的产物，不可避免地有着它朴素性的弱点，那就是它有关五行之间相互关系的论述，"虽然正确地把握了现象总画面的一般性质，却不足以说明构成这幅总画面的各个细节。而我们要是不知道这些细节，就看不清总画面"（《反杜林论》）。因此，用现代科学的知识和方法来研究自然界和人体生命系统的自稳调节本质，从细节上来阐明它，则是我们的光荣任务。

五行学说在建立藏象学说中的作用

中医学把五行学说引用进来，并不是就五行学说论五行学说，而是在人与天地相参应的思想指导下，把五行学说作为一个"模型"，借用它来把自然界气候运动变化规律和人体生命运动变化规律联系起来，形成了一个人体生命系统的理想模型—藏象学说。《黄帝内经》中对此曾做了具体的说明："五行者，金、木、水、火、土也，更贵更贱，以知死生，以决成败，而定五藏之气，间甚之时，死生之期也。"（《素问·藏气法时论》）《素问·六节藏象论》也说："所谓得五行时之胜，各以其气命其藏。"这些都说明了，五行学说之用于人体，乃是以五行之气"而定五藏之气"，用五行之气"命其藏"，以五行之"更贵更贱"规律来类比人体藏府之气的生克制化规律，从而察知人体疾病的转归（死生和成败）。

在以五行定五藏的基础上，中医学又以类比联系的方法把人体藏府组织结构、生理功能和病理变化等结合起来，以五藏（肝、心、脾、肺、肾）为中心，以五府（胆、小肠、胃、大肠、膀胱）为配合，支配五体（筋、脉、肉、皮毛、骨），开窍于五官（目、舌、口、鼻、耳），外荣于体表组织（爪、面、唇、毛、发），喜于五味（酸、苦、甘、辛、咸），外应于天之五气（风、热、湿、燥、寒）等，从而形成了一个整体。由于历史条件的限制，中医学不可能进行精细的解剖和从事微观的各种研究，但它通过应用五行学说，以不打开人体"黑箱"的方式建立抽象的"理想模型"来对人体生命现象进行整体的综合功能性的研究，这是我们中华民族祖先的一个伟大创见。

藏象学说建立之后，在中医学中应用最广的就是作为藏府辨证的基础。藏府辨证最早的著作是《中藏经》。作者综合了《黄帝内经》中有关藏象学说的各种论述，结合本人临证经验而著成《论五藏六府虚实寒热生死逆顺之法》十一篇。篇中按五行藏象学说论述了五藏六府的生理、主脉、病脉、主症，分析其发展和转归，分列出几大证候。初步系统地把藏象理论和脉证结合起来，提出了以脉证为中心的藏府虚实寒热辨证，此后唐代医学家孙思邈在其《千金要方》一书中也类列了藏府虚实辨证。到了宋代，儿科医学家钱乙著《小儿药证直诀》一书，亦以藏象学说为基础分析五藏寒热虚实病证。此后对藏象学说研究得最深，发挥得最好者，一般公认为金代医学家张元素。他继承了上述几家的研究成果，结合自己的体会，从五行的盛衰变化中分析藏府病证的发生和演变。张元素在其所著《医学启源》中分五个方面论述了藏府脉证及治法。首先，提出藏府的正常生理，包括藏府的性质、功用、部位、特征等。其次论述各藏脉象之不同变化。接着论述各藏府之虚、实、寒、热及"是动""所生"诸病。又接着指出各藏府病证的演变和预后。最后从补虚、泻实、温寒、清热等几个方面提出常用的药和方。特别在制方遣药方面，张元素全面地应用了五行藏象理论，强调了五行属性。将常用药物分为五类："风升生"类、"热浮长"类、"湿化成"类、"燥降收"类、"寒沉藏"类。在此基础上首创药物的"归经"理论和提出使用"引经报使药"的观点。在制方原则上也按五行理论提出了五种制法：风制法、暑制法、湿制法、燥制法、寒制法。可以看出，张元素在制方遣药方面充分应用了五行藏象生克制化的理论，和实践密切地结合起来，反过来又充实和发展了藏象学说，对中医学理论体系的发展起了一定的促进作用，至今仍为中医学不可缺少的部分。曾经有人提出摒弃五行学说而以藏府学说取代之，但如果不深入地理解中医藏象理论是"五行学说"在医学上的具体应用，不深入理解五行概念的本质含义，就不能理解藏象学说本身。如果摒弃五行学说而只讲藏府，那么势必要受到解剖形态等方面的影响而回到脱离系统观点、整体观点和综合功能研究的观点上来，而有可能陷入局部论和机械论之中。这反而是丢了中医学的精华而取了糟粕，使我们的研究走入歧途。

恩格斯早就指出："自然界中整个运动的统一，现在已经不是哲学的论断，而是自然科学的事实了。"（《自然辩证法》）中医学最突出的特点就是把自然界（包括生命）当做一个整体而从总的方面来观察，并通过阴阳五行学说来具体描绘这个自然界整个运动的统一性。使人们能够从总体方面来把握整个自然界的运动变化规律，特别是把握地球上一定地区的气候变化规律和生命运动规律及其相互联系，并直接用以指导临床。因此，我们必须对中医五行学说持慎重态度，并应用现代科学的知识和方法认真加以研究，不能轻易地抛弃。

第三节　藏象学说的辩证法思想

"藏象"一词，首见于《黄帝内经》。它的含义："藏"，是指人体的内藏；"象"，即象征和形象。唐代医学家王冰注解说："象，谓所见于外，可阅者也。"明代医学家张介宾则明确指出："藏居于内，形见于外，故曰藏象。"藏象学说则是通过观察人体外部征象来研究内藏活动规律及相互联系的学说。它不是着重于藏府形态解剖部位方面的论述，而是着重于藏府生理功能、病理变化，及其互相联系、互相制约方面的认识，这是有别于西医之处，也是藏象学说的精华所在。本节主要从藏象学说的形神观、整体观、相互对立与相互依存的关系及藏象学说是辩证论治的核心等几方面来探讨其辩证法思想。

藏象学说的形神观

精神和形体的关系问题，自古以来一直是唯心主义和唯物主义在哲学上斗争的焦点之一。恩格斯说："全部哲学，特别是近代哲学的重大的基本问题，是思维和存在的关系问题。"又说："什么是本原的，是精神还是自然界？……哲学家依据他们如何回答这个问题而分成了两大阵营。凡是断定精神对自然来说是本原的，从而归根到底以某种方式承认创世说的人（在哲学家那里，例如在黑格尔那里，创世说往往采取了比在基督教那里还要混乱而荒唐的形式），组成唯心主义阵营。凡是认为自然界是本原的，则属于唯物主义的各种学派。"（《马克思恩格斯选集》第四卷）藏象学说主要是通过形是神产生的物质基础、形与神的辩证关系、精神思维活动是藏府功能活动的表现等几方面来回答上述问题的。

藏象学说认为：精是构成人体的基本物质，也是人体各种机能活动的基本物质，是产生形和神的物质基础。如《黄帝内经》说："人始生，先成精"（《灵枢·经脉篇》），"生之来谓之精""两精相搏谓之神"（《灵枢·本神篇》）。并认为，后天水谷也产生神，如《灵枢·平人绝谷篇》说："神者，水谷之精气也。"还认为，"血""气""津液"等也是产生神的物质基础。《素问·八正神明论》说："血气者，人之神。"《素问·六节藏象论》则把"气""津液"与神联系起来："气和而生，津液相成，神乃自生。"从上可知，中医把"精""水谷""血""气""津液"等与神做了联系，并且认为神是在这些具体物质的基础上产生的。这样，就对"形体是第一性的、本原的，精神是第二性的、派生的"问题做出了回答，所以，藏象学说的形神观基本是唯物主义的。

对形神关系的论述，藏象学说有两个基本点：第一，阐明神产生的基础的同时，认为形与神是辩证的。《灵枢·天年篇》说："……愿闻人之始生，何气筑为基？何立而为楯？何失而死？何得而生？岐伯曰：以母为基，以父为楯，失神者死，得神者生也。"又说："血气已和，荣卫已通，五藏已成，神气舍心，魂魄毕具，乃成为人。"认识到父母的精血是形体产生的物质基础，并指出只有在"血气已和，荣卫已通，五藏已成"的条件下，神才能产生而"舍心"，而神气对于形体则具有重要作用，所以，"失神者死，得神者生。"对于气，李杲在《脾胃论》中说："气乃神之祖……气者，精神之根蒂也。"神寓于气，气以化神，气盛则神旺，气衰则神病。此外，《黄帝内经》还指出神随营血、津液而变化。如《灵枢·营卫生会》说："营卫者，精气也；血者，神气也。"营血和卫气，都是水谷之精气变化而来，他们是形体的重要组成部分，气血充盛，神气才能产生。《素问·六节藏象论》所说的"津液相成，神乃自生"也说明津液充足则神全，津液丧失则神乱。总体来说，神总是随着精、气、血、津液等物质的盛衰而变化。《素问·八正神明论》曾说："故养神者，必知形之肥瘦、荣卫血气之盛衰。血气者，人之神。"对此，张景岳解释说："形者神之体，神者形之用。无神则形不可活，无形则神无以生。故形之肥瘦，营卫血气之盛衰，皆人神之所赖也。故欲养神者，不可不谨养其形。"张氏的注释确实是对形神辩证关系的极好概括。第二，认为人体的一切精神意识活动，都是藏府生理功能的反映，它把神分成五个方面（神、魄、魂、意、志），并分属五藏，五藏由心主管。五藏主司精神思维活动，各有所属。如"肝在志为怒""脾在志为思""肺在志为忧""肾在志为恐""心在志为喜"。藏象学说又认为，五藏参与了人体的精神意识活动。故《黄帝内经》又有："心藏神，肺藏魄，肝藏魂，脾藏意，肾藏志"之说。人的精神活动，来源于内藏的功能，而内藏的功能又来源于内藏本身的物质基础。如《黄帝内经》说："肝藏血，血舍魂""脾藏营，营舍意""心藏脉，脉舍神""肺藏气，气舍魄""肾藏精，精舍志""血脉、营、气、精、神，此五藏之所藏也。"（《灵枢·本神篇》）"五藏者，合神气魂魄而藏之。"（《灵枢·经水篇》）这些论述表明，精神活动与内脏功能是密切相关的。

如上所述，五藏都与精神意识活动有关，其中是什么起主导作用呢？《黄帝内经》认为，人的精神意识活动主要由"心"来主管："心者，君主之官也，神明出焉"（《素问·灵兰秘典论》）；"心者，神之舍也"（《灵枢·大惑论》）；"心者，五藏六府之大主也，精神之所舍也"（《灵枢·邪客篇》）；"心藏神"（《素问·宣明五气论》）；"审察于物而心生之"（《灵枢·逆顺肥瘦篇》）；"所以任物者谓之心"（《灵枢·本神篇》）。《黄帝内经》的论述表明，心是五藏六府的统管，是主管精神意识的器官，心的重要功能之一是"任物"，有了这种"任物"作用，才会产生精神和思维。"任物""审察于物"有接受、感知、判断外界事物之意，如果"心"不接受外界事物的信息，就不会产生思维活动，也就不能对外界事物做出判断。

中医学认为，精神活动的器官主要是"心"，但在实践的基础上，前人也逐渐考虑到精神活动与头脑的关系，如《素问·脉要精微论》所说："头者，精明之府，头倾视深，精神将夺矣。"王清任在《医林改错·脑髓说》中也说："所以小儿无记性者，脑髓未满；高年无记性者，脑髓渐空。"李时珍曰："脑为元神之府。"金正希曰："人之记性皆在脑中。"汪讱庵曰："今人每记忆往事，必闭目上瞪而思索之。"这些认识虽是肤浅的，但从当时社会历史条件来说，是难能可贵的。

总之，藏象学说的形神观是朴素唯物主义的，也是辩证的，值得重视。

藏象学说的整体观

物质世界是在相互作用、相互联系中存在的，离开了事物的内在联系与外在联系，便无从认识事物的运动发展。因此，要了解藏象学说的运动变化及其在中医学中的重要性，必须研究其整体联系。

藏象学说的整体观主要研究：人体是一个以五藏为中心的有机整体；机体与外环境的统一性。

（一）人体是一个以五藏为中心的有机整体

人体由五藏六府、奇恒之府、经络、皮肉筋骨、五官九窍以及其他物质基础所组成。但各部分并不是孤立的，而是有机联系的。这种联系，是以五藏为中心，在藏与藏、藏与府、府与府、藏府与外在组织、体表之间，通过经络的作用而实现的；人体成为一个非常协调的整体，又可以从机体生理病理的整体联系，内藏与形象的统一性，精、气、血、津液、神的相互关联几方面反映出来。

首先，中医学认为，五藏之间各有不同的功能，但它们并不是各不相关，"各自为政"的。在正常生理状态下的相互联系，运用五行相生相克的规律来阐述，《素问·六微旨大论》曾对此做了具体论述。对于金、木、水、火、土与五藏的关系，《素问·玉机真藏论》就明确指出："肝也，东方木也""心也，南方火也""肺也，西方金也""肾也，北方水也""脾为孤藏中央土……"。可见，古代医学家就是通过五行的相生相克来说明五藏的相互联系的。如以心与肺为例，两藏之间主要是气与血的关系。心主一身之血，肺主一身之气，相互配合，保证了气血的正常运行，维持了人体各组织器官的新陈代谢。血液的运行有赖于气的推动，而气也只有贯注在血脉之中，才能通达全身。如果仅有气而无血，则气无所依附而涣散不收，常会出现血脱气也随之而脱的病证；如果仅有血而无气的推动，则血凝而不行，成为瘀血。前人说："气为血帅，血为气母，气行则血行，气滞则血滞"是对气血关系的具体描述，也表明心肺两藏的功能是不可分割的。对藏府的配合，《灵枢

·本输篇》指出：肝、心、肺、脾、肾与府的络属关系分别是胆、小肠、大肠、胃、膀胱。在功能方面，它们是互相协调的。如《素问·经脉别论》说："饮入于胃，游溢精气，上输于脾，脾气散精，上归于肺，通调水道，下输膀胱……"又说："食气入胃，散精于肝，淫气于筋。食气入胃，浊气归心，淫精于脉。脉气流经，经气归于肺，肺朝百脉，输精于皮毛。毛脉合精，行气于府，府精神明，留于四藏，气归于权衡。"说明了食物的消化过程，藏府必须互相配合才能完成。再看府与府的关系，《黄帝内经》说："胃、大肠、小肠、三焦、膀胱者……名曰器，能化糟粕，转味而入出者也。"《素问·六节藏象大论》指出府与府之间有共同协作进行传水谷功能的联系，说明了它们在传化功能上的整体性。

机体所以能成为一个整体，藏象学说指出主要是凭借十二经脉的联系。它们像网络似的密布于周身各处，内连藏府器官，外连肢节、体表，将机体的藏府器官和肢体各部连成一个完整的统一体。《灵枢·海论篇》记载"夫十二经脉者，内属于藏府，外络于肢节"，即说明了这个问题。

其次，中医学认为，五藏之间在病理状态下是相互影响的，《素问·玉机真藏论》说："五藏受气于其所生，传之于其所胜，气舍于其所生，死于其所不胜，病之且死，必先传行至其所不胜，病乃死。此言气之逆行也，故死。"又说："五藏相通，移皆有次。五藏有病，则各传其所胜。"说明藏器发病后，并不是固定不变的，"病久则传化"，可以相互传变。如肺病咳喘，久之，常可出现心悸、唇舌发绀等症状，这是病变由气及血，由肺及心所致。反之，某些心病也可出现肺病的咳嗽、咳痰、气喘等症。由上可见藏与藏在病理上的密切关系。藏府的病理联系，如脾运失职可影响胃的受纳、腐熟功能，而产生食欲不振或腹胀、腹痛等病证；相反，若胃病产生的食滞内停，又可导致脾的运化功能失常，而出现泄泻、四肢无力等。府与府的病理联系也是如此，若胃气不降，便可出现呃逆、便秘等症状，而影响大肠的传导功能；反之，若大肠的传导失职，便可出现呕吐、不欲饮食等，而影响胃的通降功能。

机体生理病理上的整体联系如上所述，而体内与体外的联系又是怎样的呢？藏府虽深藏于体内，但每个藏府功能的盛衰，均可见于体外一定部位，出现一定的征象。通过观察外部征象，就可进一步研究内藏活动的规律及其相互关系。内藏与形象，也即本质与现象是统一的。这也是藏象学说整体观念的表现形式。《素问·六节藏象大论》说："心者生之本，神之变也；其华在面，其充在血脉……肺者，气之本，魄之处也；其华在毛，其充在皮……肾者主蛰，封藏之本，精之处也；其华在发，其充在骨……"精辟地阐明了藏府与体表组织的内在联系，即观察面部色泽，可以了解心功能正常与否；观察皮肤和毫毛，可以了解肺功能正常与否；头发是肾最直接的外观等。对藏府与五官，《素问·阴阳应象大论》《素问·金匮真言论》也做了具体描述："肝生筋，在窍为目；心生血，在窍为舌；脾生肉，在窍为口；肺生皮毛，在窍为鼻；肾生骨髓，在窍为耳及二阴。"明确指出了肝、心、脾、肺、肾五藏之所生及相连的外窍。根据以上关系，就可以从外在组织的变化情况来推测五藏精气的盛衰与病灶所在。如肝的功能正常，则肝的有关部位亦正常，如指甲色泽荣润而质地坚韧；若肝的功能异常，则可见到胸胁窜痛、目赤、指甲凹凸不平等症状。又如肺的功能正常，则气道通畅，呼吸均匀，嗅觉正常；肺病则可见到胸满气急、鼻塞不通等。分析中医的诊断方法和治疗途径，古代虽缺乏科学仪器与化验检查等，其诊疗却能达到一定水平，正是它从内藏与形象统一的观点出发，从整体观念出发，强调"有诸内必形诸外"，为临床诊断与治疗提供有效途径的结果。

上面对藏府生理、病理及体内外的整体联系做了论述，再看一看构成藏府功能的物质基础之间又是什么关系呢？

《黄帝内经》认为，精、气、血、津液是构成人体藏府功能的物质基础，又是藏府功能活动的产物，它们与藏府之间，除了普遍联系外，又各归特定的藏府所主，它们的产生和贮藏各与特定的藏府相关。《素问·金匮真言论》说："夫精者，身之本也。""本"指人身的根本。精有"先天之精"与"后天之精"之分，"先天之精"来源于父母，禀受于先天，《灵枢·经脉篇》说"人始生，先成精"，即指此而言。"后天之精"来源于饮食水谷，由后天脾胃所化生。它输布到各藏府，成为各藏府活动的物质基础，故又称为"藏府之精"。《黄帝内经》认为，肾不但贮藏"先天之精"，而且也是后天之精的贮藏之所，故曰"肾藏精"。《素问·上古天真论》也有"肾者主水，受五藏六府之精而藏之……"之说。可见，精与肾的关系是很密切的。

气与血，一阴一阳相互依存、相互滋生，与藏府有不可分割的联系。气有四种，分为元气、宗气、营气、卫气，现分别阐述之。元气（又称真气），由先天之精化生，藏之于肾，但又必须依赖后天之精气的滋养。《灵枢·刺节真邪篇》说："真气者，所受于天，与谷气并而充身者也。"宗气有推动呼吸和运行营血的功能，宗气不足可产生血脉凝滞的病变，故《黄帝内经》说："故宗气积于胸中，出于喉咙，以贯心脉，而行呼吸焉。"《灵枢·邪客篇》说："宗气不下，脉中之血，凝而留止。"《灵枢·刺节真邪篇》阐述营气与藏府的联系，《素问·痹论篇》说得很确切："荣者，水谷之精气也，和调于五藏，洒陈于六府……"《灵枢·营卫生会篇》又有："谷入于胃，以传于肺，五藏六府皆以受气，其清者为营……营在脉中……营周不休。"指出营气是脾胃转输于肺中的一种精微物质，它随血液运行，有营养全身的作用。对于卫气，《灵枢·营卫生会篇》指出卫气和营气一样，皆生于水谷，"其清者为营，浊者为卫，营在脉中，卫在脉外"。卫气是人体阳气的一部分，具有温煦藏府、腠理、皮毛、开合汗孔的作用。对血与藏府的联系，中医学认为脾胃是血液生化之源，血液则来源于饮食物的水谷精微物质，即《灵枢·决气篇》所说："中焦受气取汁，变化而赤，是谓血。"《景岳全书》也说："血者水谷之精气也，源源而来，面实生化于脾。"血液在白昼要维持机体生理功能，睡眠后，生理活动减少，部分血液则归于藏器贮藏，故《素问·五藏生成篇》说："人卧，则血归于肝……"

津液的生成，是水谷经过脾胃的消化变成的水谷精微，再经三焦的气化作用变化而成。津有营养和滋润组织器官的作用，所以《灵枢·五癃津液别篇》说："故三焦出气，以温肌肉，充皮肤，为其津。"津还能补充血液中的水分，以使血液能在周身环流不息。故《灵枢·痈疽篇》说："津液和调，变化而赤为血。"液能填精补髓，滑利关节，濡润空窍，滋润皮肤，故《灵枢·五癃津液别篇》说："五谷之津液和合而为膏者。内渗入于骨空，补益脑髓。"《灵枢·决气篇》也说："谷入气满，淖泽注于骨……皮肤润泽是谓液。"从以上论述可以看出，气、血、津液皆为水谷精微化生，通过藏府的转输和运化而分别产生不同的功能作用。故津液与藏府也是不可分割的。

总起来说，藏象学说具有丰富的内容。它包括了各藏府（五藏、六府、奇恒之府）、各器官（口、耳、鼻、眼、舌）、各组织（筋、骨、皮肉）、各物质基础（精、气、血、津液）等，并以五藏为中心，通过生理病理的整体联系及内藏与形象的统一，经过经络作用，使人体成为一个非常协调的整体。

（二）机体与外环境的统一性

《黄帝内经》认为，人与自然界密切相关。《灵枢·邪客篇》说："人与天地相应。"《素问·生气通天论》说："夫自古通天者生之本，本于阴阳。天地之间，六合之内，其气九州、九窍、五藏十二节，皆通乎天气。"在《灵枢·痈疽篇》中，更把人体的运动变化与天地的运动变化联系起来，"经脉流行不止，与天同度，与地同纪""夫血脉营卫，周流不休，上应星宿，下应经数"。清楚地说明人体气血居留于经脉之中，不休止地运动着，和地面江河流域一样地有秩序，而血脉的运动，则与天地运动变化相一致。人类生活在自然界，自然界存在着人类赖以生存的必要条件，在《素问·宝命全形论》与《素问·六节藏象论》中明确指出了人所需要的空气、饮食等来源于自然界。不仅于此，《黄帝内经》还提出节律变化对人体生理的影响。如《灵枢·岁露论》与《素问·八正神明论》指出了周期变化与人体生理的关系，而《素问·生气通天论》则说明了昼夜的节律变化与人体生理的关系。对于四季节律变化对人体的影响，《素问·金匮真言论》提出："五藏应四时各有收受。"《素问·藏气法时论》又有"肝主春、心主夏、脾主长夏、肺主秋、肾主冬"之说，对此，张介宾认为"人应春温之气以养肝，以复热之气以养心，以长夏之气以养脾，以秋凉之气以养肺，以冬藏之气以养肾"。由此可知，五藏之气与四时气候的密切关系。机体内环境的平衡协调和人体外界环境的整体统一，是人体得以生存的基础。但应指出，这种统一性主要是依靠经络的连结和传导。离开了经络，各藏府便成了孤立静止的器官，也就失去了功能活动的意义，故《素问·调经论》说："五藏之道，皆出于精髓，以行血气。"而机体与外界环境的适应调节能力，也有赖于经络的作用，《灵枢·经别篇》说："十二经脉者，此五藏六府之所以应天道也。"另外，《黄帝内经》还一再强调自然气候、日月宿度、四季日夜对人体经脉血气的影响，如《灵枢·卫气行篇》就详细地论述了人体卫气随着时间变化在人体周身经脉循行运行的情形："……阳主昼，阴主夜，故卫气之行，一日一夜五十周于身。昼日行于阳二十五周，夜行于阴二十五周，周于五脏。是故平旦阴尽，阳气出于目……下行阴分、复合于目，故为一周。"因此，提出在进行针刺治疗疾病时，必须"随日之长短，各以为纪而刺之。谨候其时，病可与期"，否则"失时反候者，百病不治"。

藏象中相互对立与相互依存的关系

《黄帝内经》把五藏六府和一切器官组织都分属阴阳，通过阴阳两者的相互依存和相互制约，以维持机体及藏府功能活动的正常状态。《素问·金匮真言论》说："言人身藏腑中阴阳，则藏者为阴，府者为阳。肝、心、脾、肺、肾五藏者为阴；胆、胃、大肠、小肠、膀胱、三焦六府皆为阳。"五藏在部位上属里，六府属表，五藏在属性上属阴，六府属阳，它们在部位与属性上是相互矛盾对立的。在藏府功能方面，《素问·五藏别论》说："所谓五藏者，藏精气而不泻也，故满而不能实；六府者，传化物而不藏，故实而不能满也。"以上是从藏府相互对立的一面说的，但《黄帝内经》又认为五藏六府在其职能上是紧密联系的，并成为一个整体，"……凡此十二官者，不得相失也"（《素问·灵兰秘典论》），这又是从统一的方面讲的。可知，藏府在部位、属性、功能上是既对立又互相联系的。

相互对立与相互依存的关系，不但存在于藏府之间，而且还存在于同一个内藏的内部，如肾的本身功能有肾阴、肾阳之分，心有心阴、心阳，胃有胃阴、胃阳……在同一藏府内，当阴阳处于对立统一相对平衡的状况时，各藏各府也就处于健康状态；如果这些藏府受到损伤，它们的阴阳失去平衡，出现偏盛或偏虚，那么，藏府便出现病态。以胃为例：如胃质为阴，胃气为阳，胃气虽然在功能上本身为阳，可是，当胃气虚时，则其机能状态将发生反常变化，而胃质也受到减弱，这就体现出同一内藏中的对立与依存的辩证关系。

相互对立与相互依存的关系体现于经络学说中，主要表现在阴阳平衡观方面。从正常生理方面说，全身气血，内属藏府，外络肢节，阴脉营其藏，阳脉营其府，总归于任督二脉，阴阳沟通，维持着一身的平衡。反之，如果失去平衡，便是病理现象。采用什么手段使其达到平衡呢？中医认为，不外补虚泻实以调其经气。对于调理经脉阴阳平衡的重要性，《灵枢·经脉篇》甚至提高到"决死生、处百病"的地位，也正因为它能调虚实，纠治阴阳气血的偏盛偏衰，才能"处百病"，这就是阴阳的平衡观。这种阴阳平衡观是否仅此一种情况呢？不是的，经络学说中生理上的"规矩权衡"和病理上的"阴阳倾移""内关外格"等都是其具体体现。需要指出，经络学说的阴阳平衡观，对后世中医理论的发展，有一定的启发作用。

相互对立与相互依存的关系，也就是对立统一关系。升降运动包含有对立统一的两个方面。它是机体气化功能的基本形式，也是藏府经络、阴阳气血进行矛盾运动的基本过程。升降运动与藏府功能活动的密切联系，贯穿在各个方面，现以水液的代谢为例。人体的水液代谢，正常情况下，必须保持相对的平衡。调节水液代谢平衡的功能活动，主要靠脾、肺、肾、上中下三焦不断升降运动而维持的。饮食的水液，由胃经脾的转输作用上输于肺，肺中之水为清，其清中之清者，经过肺气的宣发，心脉的载运，以润养肌腠、皮毛等各个组织器官；清中之浊者，通过肺气的肃降，下降于肾。归肾的水液为浊，经肾阳的气化，其浊中之清者复上升于肺而重新参加代谢，浊中之浊者，经膀胱变尿液而排出体外。在代谢过程中，有清有浊，清者上升，浊者下降，三焦成为水液升降的道路，正是体内不断的升降运动，才维持了水液的平衡。

再以呼吸运动为例：呼吸过程中肺肾的升降运动是这样的，肺主呼吸之气，有肃降作用，肾有纳气的作用。肾中精气充盛，吸入之气，经过肺的肃降，才能使之下纳于肾。肺藏必得肾气的温煦而清肃，而肾气亦赖肺气的润养而加强。所以，前人说："肺为气之主，肾为气之根，肺主出气，肾主纳气，上下相交，呼吸乃和。"若肾气不足，摄纳无权，升降失常，气浮于上，就可出现喘息的病变。若肺阴不足，也常能影响到肾阴亏损，出现眩晕、耳鸣、健忘、失眠、腰酸膝软等症状。从上可看出，升降运动在人体生命活动中的重要地位。

藏象学说是辨证论治的核心

辨证论治是中医学的特点之一，也是中医学辩证法思想的重要内容。辨证是决定治疗的前提和依据，论治是治疗疾病的手段和方法，二者是辩证统一的，是不可分割的两个组成部分。

辨证论治作为中医学理论研究的重要课题及临床研究的主要手段，长期以来，已被中医实践所证实，但是，其核心问题是什么呢？这是必须搞清楚的。我们认为，藏象学说是辨证论治的核心。现从诊法、病因病机、各种辨证纲领和方法，以及立法、方剂、药物等诸方面做一初步分析。

诊法是调查了解疾病的方法和手段，它是以藏象学说为其主要依据的。医生以望、闻、问、切向病人做全面的调查，从病人表现出来的各种症状和体征等，可以推测内在藏府的病理变化。如望诊，若见患者两眼灵活、明亮、语言清亮、神志不乱，称为"有神"，表示正气未伤，藏府功能未衰，预后良好；反之，若见"失神"，则表示正虚，绝大多数有藏府功能衰退，预后不佳。望色时，《黄帝内经》把五色归属五藏，如《灵枢·五色篇》说："以五色命藏，青为肝，赤为心，白为肺，黄为脾，黑为肾。"通过五官的变化能查知五藏病变，如《灵枢·五阅五使篇》说："肺病者，喘息鼻张；肝病者眦青；脾病者唇黄；心病者舌卷短、颧赤；肾病者，颧与颜黑。"又可通过身形的变化以了解五藏功能衰退，《素问·脉要精微论》说："夫五藏者，身之强也……背者，胸中之府，背曲肩随，府将坏矣；腰者肾之府，转摇不能，肾将惫矣……"望诊中以舌诊与藏府的关系最为密切。如舌质，有颜色、舌形、舌态等不同改变，主要反映藏府的虚实，气血的盛亏；如把舌划分为舌尖、舌中、舌根和舌边四个部分，则舌尖反映心、舌中反映脾胃、舌根反映肾、舌边反映肝胆的病变。

又如切诊，切诊独取寸口，因寸口是五藏六府之终始。《素问·五藏别论》说："胃者水谷之海，六府之大源也。五味入口，藏于胃以养五藏气，气口亦太阴也，是以五藏六府之气味，皆出于胃，变见于气口。"气口即寸口，阐明了寸口脉之所以能够反映五藏六府病变之理。关于藏府反映在寸口部的脉位，《素问·脉要精微论》有："……尺外以候肾，尺里以候腹，中附上，左外以候肝，内以候鬲；右外以候胃，内以候脾。上附上，右外以候肺，内以候胸中；左外以候心，内以候膻中。"

诊法还强调诊断方法的整体性，如《素问·脉要精微论》说："切脉动静而视精明，察五色，观五藏有余不足，六府强弱，形之盛衰，以此参伍，决死生之分。"所谓"参伍"，就是指各种诊断方法的配合。也就是说诊察脉的动静的同时，还要观察目光和面部的五色，推导五藏的虚实、六府的强弱和形体的盛衰，从这些异同来对比，才能做出生死的决断。由此看出，诊法是基于中医的基本理论，特别是藏象学说之上的。

对病理的认识，中医认为，正气是精、气、血、津液、神等物质基础及藏府阴阳之间功能的综合表现。正气在发病过程中起着主导作用，这种认识建立在藏府经络整体观基础上。若藏府之间内在平衡协调，正气旺盛，抗病能力强，邪就无从侵入；若藏府内在平衡失调，正气就虚弱，邪气就可侵入人体。对于情志活动与内藏的密切联系，《素问·阴阳应象大论》指出："人有五藏，化五气，以生喜怒悲忧恐。"临床上有两种情况：一是情志所伤，病及相关藏府，如"怒伤肝""喜伤心""思伤脾""忧伤肺""恐伤肾"（《素问·阴阳应象大论》）。二是藏府功能失调，也容易导致某些精神方面的情志症状，如"肝气虚则恐，实则怒""心气虚则悲，实则笑不休"（《灵枢·本神篇》）。中医学的病机既包括了病因病位，也包括了藏府虚实、证候传变等。《黄帝内经》病机十九条采用简练的语言对一些疾病的病因、病位及其相关藏府和病变特点做了高度概括，如"诸风掉眩，皆属于肝""诸湿肿满皆属于脾"等。

中医学的辨证纲领和方法，尽管各有其特点，但都是以藏府经络的理论为其共同的基础的。八纲辨证的里证，就是指病在藏府而病位深者。导致里证发生的三种情况，都与藏府有关：一是指表邪不解，入里侵犯藏府而成；二是外邪直接侵犯藏府而成；三是情志、劳倦等内因，使藏府功能失调所致。又如虚证，根据临床证候特点，既可分为阴虚、阳虚、气虚、血虚，又可表现为具体藏府的虚证。六经辨证，实质是反映外感热病在病情发展过程中不同阶段藏府经络病变的情况。以三阴病来说：太阴经脉内属脾，表现为中焦阳虚气衰，寒湿不运，脾胃机能衰减等证；少阴经脉内属心肾，以阳虚里寒为主，表现为心肾的机能衰减；厥阴经脉内属于肝，故有气上撞心等肝气上逆之证。卫气营血和三焦辨证，同样都是反映温热病的辨证方法，在不同阶段藏府病变也不同。"卫分"主表："气分"指温热之邪已入藏府，但尚未入血；"营分"指邪热入于心营；"血分"指热已入肝血。临床上，"卫分"证出现肺卫不和之证；"营分证"出现心神紊乱和血热妄行之证。三焦辨证指出了外感温热病时，上、中、下三焦证候与心肺、脾胃、肝肾病变的关系及其传变规律。对此，吴鞠通在《温病条辨》做了很好的说明："温病由口鼻而入，鼻气通于肺，口气通于胃，肺病逆传则为心包，上焦病不治则传中焦，胃与脾也，中焦病不治则传下焦，肝与肾也，始上焦，终下焦。"

辨证方法还有藏府辨证、气血津液辨证，它们与藏府的关联是明显的。前面介绍的病因，从"审证求因"角度讲也属于辨证的内容，它与藏府的关系已述，于此不赘述。

对于立法，中医学把藏府生理功能和病理变化作为确立治法的依据。如脾主运化，包括运化水谷精微和运化水湿两方面。前者指脾有消化、运输营养物质的功能，后者指脾有促进水液代谢的作用。若脾的运化失职，便有纳少、食后腹胀、肢体浮肿、小便不利、便溏、身倦乏力、面色萎黄等症。针对其生理功能和病理变化，就可采用益气健脾法。又如心有主血脉、主神志的功能。若心血充盈，心气旺盛，则见面色红润、脉象和缓有力、神志清晰、思考敏捷、精力充沛。若出现心血

第二章　中医学基本理论的辨证法思想

虚的病变，则见失眠、健忘、易惊、心悸、心烦、面唇舌皆不华而淡、脉细弱，治疗针对其生理功能与病理变化，采用养心血、安心神之法。

再看方剂与药物，方剂组成的君、臣、佐、使的配伍，药物的归经，升降浮沉，以及方剂和药物的作用原理等，都与藏府经络理论关系密切。如痰湿内滞导致咳嗽、痰多，就可根据"脾主运化"的理论，采用健脾燥湿化痰的二陈汤加减治疗。对药物与藏府的关系，《黄帝内经》曾有较确切的论述，如"夫五味入胃各归所喜，故酸先入肝，苦先入心，甘先入脾，辛先入肺，咸先入肾"（《素问·至真要大论》）。"肝若急，急食甘以缓之""心苦缓，急食酸以收之""脾苦湿，急食苦以燥之""肺苦气上逆急食苦以泄之""肾苦燥，急食辛以润之"（《素问·藏气法时论》）。又如，后世医家张洁古拟定的"藏府标本虚实寒热用药式"等，都说明藏象学说是论治的关键问题。

总结以上内容可以看出，藏象学说贯穿在诊法、病因病机、各种辩证纲领和辩证方法、立法、方剂、药物等各方面，是辩证论治的核心，我们应该从辩证法角度深入发掘与探讨。

第四节　病机学说的辩证法思想

病机学说是中医学认识疾病的理论，表述疾病发生和发展的机理的学说。

病机一词，始见于《黄帝内经》。《素问·至真要大论》说："审查病机，无失气宜。"又说："谨守病机，各司其属。"张景岳谓："机者，要也，变也，病变所由出也。"（《景岳全书》）说明中医学的病机讲的就是疾病的病因、病位及疾病变化的要理。

中医学常把病因、病机联系在一起讨论。病因主要是概括疾病发生的原因和条件，病机则重点阐述疾病过程中人体结构、机能代谢诸方面的变化。本节拟通过中医学对发病和病因、病机认识的分析，探讨中医学病机学说的辩证法思想。

病因和发病

中医学虽然不像现代医学那样，明确地把病因学和发病学作为单独的学科进行讨论，然而有关病因学和发病学的思想却早已有之。

我国最早的医学典籍《黄帝内经》中，最先提出了"病能"这一名词。《素问》第四十六篇就是以"病能"为篇名，《素问·风论》中亦有"愿闻其诊及其病能"之说。按古代"能"与"态"两字相通，病能亦即病态。清代名医薛生白说："人之有病，犹树之有蠹也，病之有能，犹蠹之所在，不知蠹之所在，遍树而斫之，蠹未必除，而树先槁矣。不知病之所在，广络而治之，病未必除，而命先尽矣。"可见病能除泛指病态（疾病的状态）外，尚有现代医学的含义，包括病因学、发病学、病理学的内容。

藏象学说认为人体内部各藏府组织之间，以及人体与外界环境之间，处于不断的矛盾状态而又不断地解决矛盾之中，如果这种基于对立统一关系的相对平衡状态遭到破坏，就会发生疾病。导致人体相对平衡关系破坏的原因，称为病因。

为了说明致病因素的性质及其致病的特点，中医阴阳学说把致病因素分为两类，《黄帝内经》说："夫邪之生也，或生于阴，或生于阳。其生于阳者，得之风雨寒暑。其生于阴者，得之饮食居处，阴阳喜怒。"（《素问·调经论》）汉代张仲景在《金匮要略》中指出："千般疢难，不越三条，一者，经络受邪入藏府，为内因也；二者，四肢九窍，血脉相传，壅塞不通，为外皮肤所中也；三者，房室、金刃、虫兽所伤。"宋代陈无择发挥仲景思想，把六淫邪气所感称为外因，五藏情志所伤称为内因，饮食房室，跌仆金刃所伤，称为不内外因，形成"三因论"。必须指出，"三因论"是致病条件结合发病途径的分类方法，它所说的"内因""外因"的概念与辩证唯物主义所说的"内因"和"外因"的概念不同。在中医学中，内因主要是指人的正气的盛衰情况。所谓"正气存内，邪不可干"的"正气"即是内因，内因包括了现代医学所说的精神状态、抗病能力等诸因素。正气的相对不足，是发病的依据。至于气候变化、疫疠病邪、外伤、虫兽伤、精神刺激、过劳和饮食不节等中医学所说的外因和不内外因，实际上是外来的致病因素，是疾病发生的条件。三因论将致病因素分为"外感六淫""内伤七情"以及饮食不节、劳倦，外伤等，对临床有一定的指导意义，特别是三因论中所体现的对病因的物质性、质量互变等认识都是科学的。

马克思主义认为，物质是第一性的，必须从运动、发展和联系的观点认识问题。三因论粗略地说明病因，但对病因物质性的认识应该得到肯定。《黄帝内经》指出："百病之生也，皆生于风寒暑湿燥火以之化之变也。"（《素问·至真要大论》）这里风、寒、暑、湿、燥、火都是有形的物质。风、寒、暑、湿、燥、火本来是指自然界的六种气候变化（即六气），只有当人体由于某种原因导致抵抗力降低，不能适应自然气候的变化，或者是自然气候的急剧异常变化，超过了人体的适应能力时，六气才成为人体的致病条件（这时的六气即变成六淫或六邪），使人体发生疾病。

关于六淫病邪（风、寒、暑、湿、燥、火）如何致病，以及致病后人体的病理变化，在《中医学基础》这门课程中，已作过详细论述，这里不再重复。我们想要着重说明的是中医学不仅重视原始病因，而且亦注意到一种致病因素（例如寒邪）在疾病过程中，可能转化为另一种致病因素（热邪）的现象。尤其要强调指出的是，中医学独具特色的观点，就是既重视原始病因，又认识到某些病理产物可能转化为致病因素的观点。例如痰饮和瘀血，本来是致病因素作用于机体病理变化的产物。然而，它们一经形成，又直接或间接地作用于藏府组织，作为新的病因，影响疾病的发生和发展。临床上历来有"怪病多痰""久病多瘀"之说。

中医学的发病学说把疾病视为人体正常生理功能在某种程度上的破坏（即阴阳失调），认为疾病的过程是邪正斗争的过程（即正邪消长），所有疾病均能导致藏府气机升降出入的异常。在疾病的发生和变化中，十分重视人体的正气。《黄帝内经》说："正气存内，邪不可干。"《素问·遗篇·刺法论》又说："邪之所凑，其气必虚。"《素问·评热病论》认为人体的正气旺盛，邪气就不易侵入，抑或虽有邪气侵袭，也不会发生疾病，只有当人体正气失常，不足以抵抗外邪，邪气便乘虚而入，致使藏府气血功能失调，发生疾病。辩证唯物主义认为，"事物发展的根本原因，不是在事物的外部，而是在事物的内部，在于事物内部的矛盾性"（《矛盾论》），中医学的发病学说重视正气，是符合辩证法思想原则的。以"夫同时得病，或病此，或病彼……一时遇风，同时得病，其病各异"（《灵枢·五变篇》），指出由于机体正气强弱的不同，导致了疾病的不同表现；用"人之生也，有刚有柔，有弱有强，有短有长，有阴有阳"（《灵枢·寿夭刚柔篇》），说明体质因素与先天禀赋同发病的密切关系。后世医家对此亦有不少发挥。

在发病学中，虽然强调了内因的重要作用，但对外因和发病条件亦十分重视。《黄帝内经》中"春善病鼻衄""仲夏善病胸胁""长夏善病洞泄寒中""秋善病风疟""冬善病痹厥"等条文都是前人观察到疾病的发生与季节时令的关系。《素问·异法方宜论》说："东方之域，天地之所始生也，鱼盐之地，海滨傍水，其民食鱼而嗜咸……故其民皆黑色梳理，其病皆为痈疡。"论述了地理环境、生活习惯对发病的影响。《素问·遗篇·刺法论》中所说的"五疫之至，皆相染易，无问大小，病状相似"，则是说当强大的疫气超越了人体的正气抗邪能力，成了矛盾的主要方面时，就会导致疾病的大流行，成为疾病的决定性因素。

中医学对病因和发病的认识，是符合"外因是变化的条件，内因是变化的根据，外因通过内因而起作用"的精神的。即注意内因而又不排斥外因的发病观。

病 机

《黄帝内经》病机十九条："诸风掉眩，皆属于肝。诸寒收引，皆属于肾。诸气膹郁，皆属于肺。诸湿肿满，皆属于脾。诸热瞀瘛，皆属于火。诸痛痒疮，皆属于心。诸厥固泄，皆属于下。诸痿喘呕，皆属于上。诸禁鼓栗，如丧神守，皆属于火。诸痉项强，皆属于湿。诸逆冲上，皆属于火。诸胀腹大，皆属于热。诸躁狂越，皆属于火。诸暴强直，皆属于风。诸病有声，鼓之如鼓，皆属于热。诸病胕肿疼酸惊骇，皆属于火。诸转反戾，水液混浊，皆属于热。诸病水液，澄澈清冷，皆属于寒。诸呕吐酸，暴注下迫，皆属于热。"这段话根据五藏和六气归类，对临床常见的一些病证，进行了病理分析，反映出中医学辩证的基本方法。以"诸风掉眩，皆属于肝"而言，仅仅八个字，就蕴含了风病的病因（风）、相关藏府（肝）、症状（掉眩）等许多内容。

恩格斯说："辩证法是关于普遍联系的科学"（《自然辩证法》人民出版社，1971年版，第3页）。中医学认识疾病是从临床证候，即人体机能变化入手的。《黄帝内经》说"视其外应，以知其内藏"（《灵枢·本藏篇》），就是说通过观察外在表现以探求体内藏府的生理功能和病理变化。近年来，有人提出"中医病理学是以临床观察及机能变化为主的'辩证病理学'"（匡调元．中医病理研究．上海：上海科学技术出版社，1980：1），这与历史上形成的中医病机学说是吻合的。由于历史条件的限制，中医学对疾病的病理生理和病理解剖的认识诚然不可能达到"细胞水平"或是"分子水平"，然而通过临床观察和实践建立起来的中医病机学说，对疾病病理的认识，已体现了中医病理学对疾病认识的整体观，这正是中医病机学说的精华所在。下面，拟通过中医学对疾病的整体性、制约性、时相性等方面的认识，对中医病机学说中的辩证法思想进行讨论。

（一）疾病的整体性

从病机十九条中，可以看出，中医病理学是根据以五藏为中心的藏象学说，把局部病变同机体全身状况联系起来，通过机体内藏府经络、组织机能之间的相互联系和制约关系，探讨疾病的发展变化和传变，进而认识疾病的。例如：肝病时常有头痛、耳鸣、耳聋、视物昏花或目赤肿痛、胆怯易怒等症状，从表面来看，似乎都是一些各不相关的局部症状，然而，通过藏象学说藏府经络表里相关的理论，根据足厥阴肝经属肝络胆，抵少腹，布两胁肋，上行连目出额，再上行与督脉会头顶，肝与胆又有表里关系等认识，从上述症状出现的部位都与足厥阴肝经和（或）足少阳胆经循行的部位有关，就把这些症状同肝胆联系起来，并指出这些症状的实质在于肝胆的病变，总结出"肝病者，两胁下痛引少腹，令人善怒，虚则目䀮䀮无所见，耳无所闻，善恐如人将捕之，取其经，厥阴与少阳，气逆，则头痛耳聋不聪颊肿"（《素问·藏气法时论》）的病机。

张仲景在《伤寒论》中，把"口苦咽干目眩"作为少阳病具有提纲性质的症状，并在第96条中指出少阳病的主证是"伤寒五六日，中风，往来寒热，胸胁苦满，嘿嘿不欲饮食，心烦喜呕，或胸中烦而不呕，或渴，或腹中痛，或胁下痞硬，或心下悸、小便不利，或不渴、身有微热，或咳者……"进而通过第97条"血弱气尽，腠理开，邪气因入，与正气相搏，结于胁下。正邪纷争，往来寒热，休作有时，嘿嘿不欲饮食，藏府相连，其痛必下，邪高痛下，故使呕也，小柴胡汤主之"，分析了少阳病的病机和治法。提出了"伤寒中风，有柴胡证，但见一证便是，不必悉具"的治则。张仲景没有孤立地看待少阳病的症状和病机，而是把少阳病的主证和可能出现的证候，看成是整体疾病在局部的表现。

再如咳嗽，由于肺合皮毛，肺"感于寒则受病，微则为咳"（《素问·咳论》），但在临床上，治疗咳嗽时，如果单纯治肺和治咳，在一些病例中就不能取得疗效，于是，又总结出"五藏六府皆令人咳，非独肺也"（《素问·咳论》）。根据咳嗽的兼见症状，用五藏辨证，将咳嗽进行分类，指出五藏的久咳可通过藏府表里相合、经络相连的关系传于六府，提出了"肺咳""心咳""肝咳""脾咳""肾咳"等，后世医家在临床实践中，逐步总结归纳出咳嗽发生的原因有外感和内伤两大类，外感咳嗽系感受外邪而起，分风寒、风热、秋燥；内伤咳嗽则由藏府失调所致，如痰湿困脾、肝火犯肺、肺阴不足、肺气不足等，从而进一步提出"咳嗽不止于肺，而不离于肺"（陈修园《医学三字经》）等立足于整体的病机观。

辩证唯物主义认为，整体与局部是对立统一的。没有局部就没有整体；局部是整体的一部分，但它不能代表整体；局部可以影响整体，整体的情况也可以反映在局部。疾病都是全身和局部综合的病理表现，不存在单独的局部病变，也不存在没有局部病变的全身性疾病。事实上，局部的病变可以影响全身，全身的病变也可以通过局部反映出来。上述关于肝病、少阳病、咳嗽的病机等分析，均说明中医学在探讨疾病的病机时，并不局限于局部的病变，而是通过藏象学说联系有关的藏府、气血津液、体表组织加以研究，力求全面掌握疾病的变化，这就避免了只见树木不见森林，只见局部不见整体的偏向。

（二）疾病的制约性

疾病与机体各藏府疾病之间都存在着互相联系，互相制约的关系。《黄帝内经》说："五藏相通，移皆有次，五藏有病，则各传其所胜。"（《素问·玉机真藏论》）又说："凡此十二官者，不得相失也。"（《素问·灵兰秘典论》）

辩证唯物主义认为："形态和机能是互相制约的。"（《自然辩证法》）正常生理活动形式与藏府机能相关，疾病作为机体机能平衡的破坏，所表现出来的种种征象亦与藏府机能相关。《素问·咳论》中："五藏久咳，乃移于六府，脾咳不已，则胃受之，胃咳之状，咳而呕，呕甚则长虫出。肝咳不已，则胆受之，胆咳之状，咳呕胆汁。肺咳不已，则大肠受之，大肠咳状，咳而遗失（屎）。心咳不已，则小肠受之，小肠咳状，咳而失气，气与咳俱失。肾咳不已，则膀胱受之，膀胱咳状，咳而遗溺。久咳不已，则三焦受之，三焦咳状，咳而腹满，不欲食饮，此皆聚于胃，关于肺，使人多涕唾而浮肿气逆也。"说明了由于藏府之间的相互联系和制约，各藏府在病变情况下，都有可能影响肺气失调而发生咳嗽。疾病状态以藏府病变为根据，说明了咳嗽病理状态的多样性源于质的差别。各种咳嗽（肺咳、心咳、肝咳、胃咳、脾咳、大肠咳、小肠咳、膀胱咳、三焦咳）的病理变化，是通过一定的临床症状表现出来的，这些作为现象的症状，均从不同角度或侧面反映了疾病的病理本质，体现了中医学对疾病形态与藏府机能的病变统一认识的疾病观。

下面仍以肝病为例，讨论疾病制约法。

《难经·七十七难》说："见肝之病，则知肝当传之于脾，故先实脾气，无令受肝之邪。"疾病发生时，各藏府是按一定规律，互相联系制约的。张仲景在《金匮要略·藏府经络先后病篇》指出："见肝之病，知肝传脾，当先实脾""余藏准此"，批评了"中工不晓相传，见肝之病，不解实脾，惟治肝也"的错误做法。王旭高治肝之法，认识到肝有体用不同，治肝虚用滋水涵木、养血濡肝以养肝体，治肝实用清金制木、泻肝实脾等法，从相制方面以理肝用，就是立足于对疾病制约性的认识。

"亢则害，承乃制。制则生化，外列盛衰，害则败乱，生化大病。"（《素问·六微旨大论》）元末明初的著名医学家王履解释说："'亢则害，承乃制'二句，言有制之常与无制之变也。承，犹随也，有防之义存焉。亢者，过极也，害者，害物也，制者剋胜之也。然所承也，其不亢，则随之而已，故虽承而不见，即亢，则剋胜以平之，承斯见矣。盖造化之常，不能以无亢，亦不能以无制焉耳。"（《医经溯洄集》）说明疾病在运动变化过程中存在着相互制约，以达到相对平衡的关系。

"亢则害，承乃制"的理论，具体到五脏而言，就是肝木克脾土，脾土生肺金，肺金生肝木；心火克肺金，肺金生肾水，肾水克心火；脾土克肾水，肾水生肝木，肝木克脾土；肺金克肝木，肝木生心火，心火克肺金；肾水克心火，心火生脾土，脾土克肾水。五藏之间均有生克（相生和相克）和制化（制约和生化）的关系。

"亢则害，承乃制"的理论，从"生治"和"承制"两方面说明事物都是互相关联的，每一事物又是不可分割的整体的道理。阐明人体藏府之间不仅在生理上而且在病理上，存在着相生相克，即相互联系、相互制约的关系。帮助人们综观全局，去认识人体生理、病理过程的动态变化。中医学把疾病视为机体内外环境相互平衡关系的破坏，把疾病的康复视为经过代偿、适应和斗争，从而在新的生理水平上维持新的平衡状态。

（三）疾病的时相性

疾病的时相性变化规律，常常通过疾病的"证"反映出来，从机体代谢、机能结构的变化中反映出来。辩证唯物主义认为："一切存在的基本形式是空间和时间，时间以外的存在和空间以外的存在，同样是非常荒诞的事情。"（《反杜林论》）病机学说中，对疾病发生、发展、转变等方面的认识，包含了时间和空间与物质不可分离的思想。

在病因和发病中，我们讨论了疾病发生与时令季节的关系，下面着重从疾病变化的阶段性，探讨病机学说的疾病观。

　　致病因素作用于机体之后，不是一成不变的，它是随着时间等多种条件的变化而变化发展的。《黄帝内经》指出："伤寒一日，巨阳受之""二日阳明受之""三日少阳受之""四日太阴受之""五日少阴受之""六日厥阴受之"。（《素问·热论》）我们当然不可拘泥于一日、二日的具体数字，而应体会到，《黄帝内经》是为了说明疾病是随着时间的推移而传变的。张仲景在《伤寒论》中，根据《素问·热论》六经分证的基本理论，创造性地把外感错综复杂的证候及其演变加以总结，以六经为纲，概括了藏府经络气血的生理功能和病理变化，并根据人体抗病能力的强弱、病因的属性、病势的进退缓急等因素，将外感病演变过程中所表现的各种证候进行分析综合，提出六经辨证。张仲景所说的六经病，实质上概括了多种热性病的不同发展阶段，例如："脉浮，头项强痛而恶寒"（《伤寒论》第1条）的太阳病可以在现代医学的流感或其他传染病的初期观察到；"身热，汗自出，不恶寒，反恶热"（《伤寒论》第182条），"脉大"（《伤寒论》第186条），"胃家实"（《伤寒论》第180条）的阳明病则是高热病人中期或极盛期的共同表现；"脉微细，但欲寐"（《伤寒论》第281条）的少阴病则见于病人的末期危重阶段等。同样，对内伤杂病，张仲景亦注意到了疾病的时相性。在《金匮要略·血痹虚劳病脉证并治第六篇》"劳之为病，其脉浮大，手足烦，春夏剧，秋冬瘥，阴寒精自出，酸削不能行"中，分析了阴虚虚劳，证本阴虚阳亢，故在春夏木火炎盛，阳气升浮时，病情加重；秋冬金水相生，阳气内藏时，病情稍减。论述了阴虚虚劳的加剧或减轻，与气候时令有关，说明了阴虚虚劳证的病情变化的时相性。

　　清代医学家叶天士，用卫气营血的概念，阐明温病过程中的病理变化，概括温病传变过程，区分证候类型，标志病情轻重、病位浅深，确定治法的依据，揭示了温病发展变化的一般规律。叶天士指出"温邪上受，首先犯肺，逆传心包。肺主气属卫，心主血属营""大凡看法，卫之后，方言气，营之后，方言血"（《外感温热篇》）。叶天士关于温病顺传和逆传的理论，即阐明了罹患温病时，病邪由表入里、由浅入深、病情由轻而重、由实至虚的普遍规律（顺传），又揭示了温病过程中，可能出现的特殊性（逆传）。此后，吴鞠通又以《黄帝内经》关于三焦部位划分的概念，用上焦、中焦、下焦三焦来阐明人体所属藏府在温病中的病理变化，对卫气营血辨证做了补充。卫气营血辨证和三焦辨证与现代医学把传染病的病理过程划分为前驱期、症状明显期、极盛期、衰竭期等阶段，基本上是一致的。

中医病机学说对病因以及疾病发生和病变发展过程的病理过程的认识，是从整体联系、运动变化的观点来认识的。中医学既看到了病因的物质性和运动性，又看到了疾病是整体机能变化的反映，而不仅仅是局部的病变，疾病在其发展过程中，由于各藏府组织的相互关联，相互制约，使其随着时间等具体条件的变化而处于不断发展变化之中。

第三章 中医学临床的辩证法思想

中医学把全部临床活动概括为辩证施治。辩证施治在中医学临床上具有特殊的规律。辩证就是诊断疾病，施治是治疗疾病。辩证施治把诊断疾病和治疗疾病连成一个有机的整体，它们二者之间有密切的内在联系。中医学诊断疾病和治疗疾病的辩证法思想十分丰富，为了研究的方便，本章分预防的辩证法、诊断的辩证法、治疗的辩证法和方药的辩证法四节进行讨论。

第一节 预防的辩证法思想

中医学在长期的临床实践中，积累了不少有效的预防疾病的方法。据文献记载，远在春秋战国时代，就已认识到麻风病的传染性，并对这种病人进行隔离治疗。唐代有隔离病人的"疠人坊"。隋代巢元方《诸病源候论》中载有"食毕，当漱口数过"的卫生习惯。民间广泛流行的在暑湿季节（端阳节前后）用苍术、雄黄熏烟，以消毒防病，亦都是中医重视预防的实例。古代医学家在与疾病做斗争的过程中，逐步认识到预防工作的重要性，并创造了独具特色的中医摄生学说。本节拟通过对中医学预防疾病的认识和中医摄生原则的分析，对中医预防学中的辩证法思想进行讨论。

防治疾病的辩证认识

中医学认为，疾病的形成，虽然和外在的邪气侵袭有关，但一定要在人体不和的情况下才会生病。这就是所谓"邪之所凑，其气必虚""两虚相得，乃客其形"。如果人身正气旺盛，则"正气存内，邪不可干""虽有贼邪，弗能害也"。由于中医学已经认识到疾病的发生是外因（邪气）作用于内因（正气），所以，在临床上十分强调顾护正气。中医预防学，在《黄帝内经》中不乏这方面的论述。《素问·四气调神大论》指出："是故圣人不治已病治未病，不治已乱治未乱。夫病已成而后药之，乱已成而后治之，譬犹渴而穿井，斗而铸锥，不亦晚乎！"这段话用形象的比喻，强调古代有高见者，对于疾病不着重于治疗，而是着重在预防疾病的发生。预防就是采取一定的措施防止疾病的发生和发展。《黄帝内经》中强调的治未病，就包括了无病先防和既病防变两个方面。既要防止疾病的发生，也要防止疾病的发展。

诚然，未病先防是最理想的积极措施。然而，如果疾病一旦发生，及早治疗，防止疾病的发展与传变，则又是临床预防学中的一个重要课题。由未病先防到既病防变二者构成的中医学治未病的思想，本身就包含了对防治疾病的认识。

《黄帝内经》指出："故邪风之至，疾如风雨，故善治者治皮毛，其次治肌肤，其次治筋脉，其次治六府，其次治五藏。"（《素问·阴阳应象大论》）这段话以邪气侵袭人体好像疾风暴雨一样来比喻疾病发生的快速，疾病可以从皮毛逐步传变到五藏。指出善于治疗的医生，应当根据病变部位的浅深而采取适当的措施，即所谓治皮毛、治肌肤、治筋脉、治六府、治五藏。《素问·八正神明论》还说："上工救其萌牙……下工救其已成，救其已败。"把具有预防思想，能够治未病，防患于未然的医生称为上工，强调治病时应防止病邪深入，控制病势蔓延。如果错失良机，病入晚期，则预后不良。汉代名医张仲景在《黄帝内经》"治未病"的思想指导下，根据肝病传脾的病变规律，在《金匮要略·藏府经络先后病篇》中提出："夫治未病者，见肝之病，当先实脾""适中经络，未流传藏府，即医治之"。他在《伤寒论》中还强调顾护阳气，防止病变从三阳传入三阴。清代名医叶天士在治疗温病时，强调顾护阴液，"务在先安未受邪之地"（《外感温热篇》），以防病变从卫分、气分，转入营分、血分等，这都是中医学中未病先防和既病防变思想在临床医学中的具体实践。

与形而上学用孤立的、静止的和片面的观点去看世界相反，中医学的预防思想能以联系、运动和全面的观点认识疾病的发生和发展，并提出了包含有防（未病先防）与治（既病防变）两方面在内的、独具特色的"治未病"的防治原则。因此，随着临床医学的验证，越来越显示了它的科学性及其辩证法思想在临床实践中的指导作用。

摄生学说的辩证法

摄生学说是中医学独具特色的理论之一。"摄生"一词，按字面解释，即"摄护生命"。如以现代语汇而言，也就是"保健"的意思。摄生理论是古代医学家在中医天人相应整体观的思想指导下，不断总结经验而形成的。中医学的摄生，侧重于个人的养生，从而达到增强体力、祛病延年的目的。近年来，尽管现代医学的预防医学取得了很大进展，特别是免疫学、环境保护科学日益进步，但是，由于中医学摄生理论中所具有的防重于治等辩证法思想，所以，直到今天，摄生理论仍被广泛应用。实践证明，摄生方法应用得当，不但可以延年益寿，减少一般慢性疾患的发生，而且还能有效地控制疾病的传染。

当我们仔细地研究了中医学的摄生理论和方法后，可以说中医学的摄生，不仅在对疾病防和治的认识上包含了辩证法思想，而且在具体的摄生原则中，亦贯穿了唯物辩证法的对立统一思想。

（一）重视精神调养

中医学早就认识到，机体生存在大自然之中，时刻与周围环境接触，除了外环境的变异可以成为病因（如外感六淫）之外，内环境中精神刺激亦可成为病因（如内伤七情）。中医学认为人的精神状态和情志的变化，可以影响藏府气血功能的变化，从而影响疾病的发生和发展。《灵枢·百病始生篇》指出："喜怒不节则伤藏，藏伤则病起于阴也。"说明人的情志变化可以使人得病。因此，中医学的摄生很注意精神上的保养，要求人们做到"恬惔虚无"，即无私寡欲、乐观愉快，而要达到这种境地，首先，就必须使内在的精神情志活动与外在的环境相适应。正如《素问·四气调神大论》所说，春三月要"生而勿杀，予而勿夺，赏而无罚"；夏三月应"使志勿怒"；秋三月要"使志安宁"；

冬三月便要"若有私意，若已有得"等。

精神刺激可以成为病因，已为现代医学所证实。除精神分裂症外，不少疾病，如溃疡病、原发性高血压病等均与情绪波动有关，更不要说直接与精神、神经因素有关的各种神经官能症了。中医学对精神刺激的致病作用早有认识，不少医学家指出，诊病时必须详细询问病人的生活环境和个人生活状况。譬如病人原来地位很高，一旦降职，虽没有中外邪，疾病也会从内而生。又如向来经济宽裕，惯于享受的人，忽因某种变化，渐趋衰微，甚至生活窘迫，而情志抑郁，忧思伤感，由于五藏精气郁结，而伤及五藏，亦能致病。《素问·疏五过论》中"尝贵后贱，虽不中邪，病从内生，名曰脱营。尝富后贫，名曰失精"的"脱营"和"失精"这两种病证即是指此而言。其他中医学著述中亦有不少关于社会、职业、风俗习惯、个人精神状况导致疾病的论述。可见中医学对精神刺激致病十分重视，体现了中医学对精神因素和发病关系认识中的辩证法思想。

值得指出的是中医学不仅看到了不愉快的精神刺激对人体健康有害，而且看到了即令愉快的刺激，如果超过一定的限度，也会导致疾病。这说明中医学摄生理论的认识论，包含有量的变化会导致质的变化的辩证法思想。《黄帝内经》说："……百病生于气也，怒则气上，喜则气缓，悲则气消，恐则气下……惊则气乱……思则气结。"（《素问·举痛论》）这里，"喜"显然是愉快的刺激，即通常所说的良性刺激，它可使人心情舒畅、气血调和，俗话说"笑一笑，十年少"就是这个意思，但是如果过度的"喜"，就会变成恶性刺激，反而会使人心气缓散而不藏，就会导致"喜伤心"（《素问·阴阳应象大论》）。同样道理，"七情"中的其他情志的异常变化，也都会影响内藏的气机，伤及内藏而成为致病因素。基于中医学对情志发病有着深刻的认识，所以，在摄生理论中提出了在精神保养方面，必须做到"恬惔虚无"，才能达到"真气从之，精神内守，病安从来"（《素问·上古天真论》）的目的。

必须指出，中医学所说的"恬惔虚无"指的是无私寡欲、乐观愉快、无非分之想和情绪波动。它曾受到当时道家思想的影响。但是，它与道家提倡的"清静无为"的消极思想有质的区别。中医学的"恬惔虚无"是立足于认清精神因素对健康有密切关系的基础上，而提出的一种预防疾病的积极思想，目的是为了强调精神的保养是身体健康的关键。当然，我们不应当将这种养生思想扩大到社会学中去。我们认为，中医学摄生理论中调养精神的论述，也表明了在摄生理论中，认识到了精神和物质的关系，物质对精神的作用和精神对物质的反作用。

（二）注意饮食起居

中医学基于对生命的物质性的认识，指出："人始生，先成精"（《灵枢·经脉》），"夫精者，身之本也"（《素问·金匮真言论》），意即"精"是构成人体的基本物质，各种机能活动的物质基础。同时又指出，后天之精是源于饮食水谷的化生，并把"食饮有节，起居有常，不妄作劳"（《素问·上古天真论》）看成是"故能形与神俱，而尽终其天年，度百岁乃去"（《素问·上古天真论》）的摄生原则。然而，正如恩格斯在谈到质量互变规律时所言"只要这里发生质的变化，它总是受相应的量的变化所制约的"（《自然辩证法》）。中医学通过"膏粱之变，足生大疔""饮食自倍，脾胃乃伤"的分析，说明尽管由后天脾胃化生的水谷精微可以成为藏府活动的物质基础，但是，如果过食肥甘厚味，或是进食超过了脾胃的负担，脾胃受损，同样会导致疾病，这就是提醒人们不要偏食或过食。此外，《黄帝内经》对"以酒为浆，以妄为常，醉以入房，以欲竭其精，以耗散其真，不知持满，不时御神，务快其心，逆于生乐，起居无节"（《素问·上古天真论》）等不正常的生活习性进行了批判。告诫人们"久视伤血，久卧伤气，久坐伤肉，久立伤骨，久行伤筋"（《素问·宣明五气》）。视、卧、坐、立、行，本来都属于人体的正常生理活动，但是一个"久"字，说明了过分的生理活动亦会产生"伤血""伤气""伤肉""伤骨""伤筋"的病理状况。这就强调指出，人们的日常生活，不仅要有规律，而且要注意劳逸结合，节制各种欲望，才能达到健康的目的，太过不及，都会致病，表述了中医学摄生原则中蕴含的量变到质变的辩证法思想。

（三）适应自然规律

一切矛盾都是客观存在的，我们的任务在于尽可能正确地反映它、解决它。在如何对待四时气候外邪对人体的影响方面及人体本身的生理变化方面，中医学提出了"法于阴阳""和于术数"等摄生原则，以适应自然规律，保障人的健康。《素问·上古天真论》说："上古之人其知道者，法于阴阳，和于术数。""知道者"指的是懂得养生法则的人。即王冰所说"知养生之道"。"法于阴阳"的"法"，即效法的意思。"和于术数"的"和"，有调和、协调之意，"术"即技术，"数"指方法，"术数"含有规律的意思。诚如张景岳所说："术数，修身养性之法也。"二者都是中医学摄生理论中的名词术语。

中医学把人与自然视为对立统一的整体，认为"四时阴阳"是"万物之根本"（《素问·四气调神论》），阴阳协调是人体健康的关键。《素问·生气通天论》就指出："故阳气者，一日而主外，平旦人气生，日中而阳气隆，日西而阳气已虚，气门乃闭。是故暮而收拒，无扰筋骨，无见雾露，反此三时，形乃困薄。"这是说人要根据自然界阴阳变化来调养起居，以保持阳气充沛。四季的养生之法为"春三月……夜卧早起，广步于庭，被发缓行，以使志生……此春气之应，养生之道也""夏三月……夜卧早起，无厌于日，使志无怒……此夏气之应，养长之道也""秋三月……早卧早起，与鸡俱兴，使志安宁……收敛神气，使秋气平……此秋气之应，养收之道也""冬三月……早卧晚起，必待日光，使志若伏若匿……去寒就温，无泄皮肤……此冬气之应，养藏之道也"（《素问·四气调神大论》）。上述四时的养生方法，也就是"法于阴阳"的具体方法。亦是中医学摄生理论在认识自然规律后，采取的适应自然规律的措施。

关于"和于术数"的摄生方法和理论，范围更加广泛。中医学界所说的"呼吸按""阴平阳秘""七损八益"、调养精神、养生养长、养收养藏之道，以及前面所述饮食起居等均在其中。中医学的摄生法则，立足于尊重客观规律的基础之上，对增进人体健康很有作用。在正确对待人体生理过程的规律性方面，中医学认识到："人生十岁，五藏始定，血气已通，其气在下，故好走；二十岁，血气始盛，肌肉方长，故好趋；……百岁，五藏皆虚，神气皆去，形骸独居而终矣。"（《灵枢·天年》）"女子七岁，肾气盛，齿更发长；二七而天癸至，任脉通，太冲脉盛，月事以时下，故有子……""丈夫八岁，肾气实，发长齿更；二八肾气盛，天癸至，精气溢泻，阴阳和，故能有子……"（《素问·上古天真论》）指出人的生长发育过程和整个生命活动过程，有一定的程序和规律，从发育到成长，从成长转向衰退，乃至死亡，这是必然的规律。这一规律随着年岁（量）的变化而发生生理功能（质）的变化，揭示了生命本身的辩证性质。同时强调"年半百而动作皆衰者"就是生活不循常规，无视自然规律造成的。并且在理论和实践中提出了若干行之有效的体格锻炼之法。此外，"咽气吞津"（《素问·遗篇·刺法论》）及各种"导引"之术、三国时名医华佗创造的"五禽戏"、后世开创的太极拳、以及流传至现代独具中国特点的气功法等，都源于中国的摄生理论。

总之，由远在两千多年前产生的《黄帝内经》奠立的中医学摄生理论，把人与自然视为一个整体，尊重自然规律，在正确认识自然（包括人体生命活动）规律的基础上，从运动变化、对立统一的观点，阐明摄生原则，从精神和物质两个方面，从正面和反面来论述摄生的必要性，提出了一些有效的摄生方法，积极地、能动地增强人体对自然环境的适应能力，把不卫生的习惯和"虚邪贼风"联系起来，进而提出"虚邪贼风，避之有时"（《素问·上古天真论》）的预防思想，用"圣人从之，故身无奇病"（《素问·四气调神论》）说明只要注重摄生，就能避免疾病的发生。显示了中医学摄生理论，确实含有丰富的辩证法思想内涵。

第二节　诊断的辩证法思想

诊断疾病是要认识疾病的本质，认识疾病发生、发展的规律，治疗疾病是在这个认识基础上对疾病进行处理，达到治愈疾病的目的。医生怎样才能正确地掌握疾病的本质和规律呢？这除了与医生的中医学理论水平有关外，还与医生认识疾病的方法直接有关。

诊断辩证法的任务，在于从认识疾病的途径和方法入手，揭示认识疾病的共同规律，从而自觉地掌握认识疾病的科学方法，以便正确地认识疾病的本质和规律。

研究诊断辩证法，必须坚持辩证唯物主义认识论的指导。辩证唯物主义认识论为中医诊断疾病指明了正确的途径和方向。在它的指导下，研究中医学诊断辩证法的具体内容及其特殊规律，使中医学诊断辩证法成为科学的理论。当然，这并不是要以它代替中医学诊断辩证法，而是运用辩证唯物主义的立场、观点、方法去深入研究中医诊断学的内容，从中抽象出诊断辩证法的规律，以指导诊断，提高诊断疾病的水平。

诊断疾病包括四诊和辨证两方面的内容。从诊断疾病的辨证规律看，可以把四诊和辨证作为诊断辩证法的既相联系又相区别的两个阶段，即把四诊搜集病情作为诊断的初级阶段，辨证作为诊断的高级阶段。

诊断疾病的目的是为了治疗疾病，治疗疾病又是对诊断疾病的检验和发展，诊断疾病和治疗疾病同属于认识疾病本质和规律整个过程的两次大的飞跃。诊断和治疗虽有内在的联系，但治疗不同于诊断，毕竟是另一回事情。因此中医学诊断辩证法着重研究诊断的初级阶段和高级阶段及其辩证关系，以及怎样才能认识疾病的本质和规律等问题。

诊断的初级阶段

诊断是在临床实践中产生的，是临床实践的需要，又服务于临床实践。脱离临床实践，就不可能有诊断，更谈不上正确的诊断。在临床实践中，医生对疾病的诊断总是首先从感觉开始，不可能一见到病人就立刻认识疾病的本质。临床医生总是先通过自己的感觉器官（眼、耳、口、鼻、手指等）直接接触病人，对病人的发病情况进行系统而周密的调查，了解病情。从调查了解病情开始，诊断就产生了。医生通过自己的感官调查了解病情，就是诊断的初级阶段。

诊断初级阶段的主要任务是搜集病人疾病的一些症状和体征，要求搜集的症状和体征全面、系统而真实。这个任务是通过四诊方法（望、闻、问、切）来实现的。医生运用望、闻、问、切四种诊察疾病的方法，了解病人的病情，搜集病人的症状和体征（体征包括望诊所得的舌质、舌苔，以及身体某部位的异常变化，脉诊所得的异常脉象，触诊所得的身体某部位的肿块）。四诊是在长期临床实践中不断积累经验而形成的，并为长期的医疗实践所检验，证实为行之有效的四诊方法。

四诊是各具特色的，它们是医生运用不同的感官观察病人，获得不同的感性认识材料。望诊是医生运用视觉观察病人，对病人体表各部及其排泄物进行有目的的观察，了解病人神色形态的变异，以面部和舌质舌苔的变化为观察的重点。闻诊是医生运用听觉和嗅觉视察病人的声音和气味，了解病人语言、咳嗽的声音，了解病人及其排泄物的气味。问诊是医生询问、病人自诉或其家属代诉，了解病人痛苦所在、发病经过、病史、生活习惯、人事关系、周围环境，以及治疗经过。切诊是医生运用手的触觉对病人体表进行触摸按压，了解病人脉象的变化，了解肌肤、手足、胸腹及其他部位的冷热或软硬、压痛或痞块等情况。

四诊各有其独特的作用，不能互相取代。望诊、闻诊和切诊是从各不相同的途径寻找病人病情的客观证据，为医生下一步辨证提供可靠的资料。光有病人主诉，没有这三方面的资料是很难辨证的，有了这三方面的客观证据，就可以印证病人的主诉或排除病人在主诉中的某些差误，医生就坚定了对该病诊断的信心，就能够正确地进行辨证。强调望、闻、切三诊为辨证提供客观资料，并不否认问诊的重要性。问诊可以了解到望、闻、切三诊了解不到的病情资料，如发病的经过、治疗的经过、人事关系和周围环境等，因此问诊有它的特殊意义和作用，不可低估。

四诊是互相联系不可分割的，必须实行四诊合参，把望、闻、问、切结合起来，所谓"上工欲会其全，非备四诊不可"。四诊合参，才能做到全面了解病情，辨证时方可见病知源。不能片面夸大某一诊的作用，而贬低其他几诊的作用。如夸大望诊的作用，似乎什么病一望而知，不需要其他三诊配合；或夸大脉诊的作用，认为一摸脉就可以对病情了如指掌。片面夸大某一诊的作用，而忽视四诊合参是错误的。因为疾病是错综复杂、变化多端的，病人的症状、体征和脉象有时会出现假象，临床上碰到疑难病情，有时要辨真假，即所谓"舍脉从证"或"舍证从脉"。片面夸大某一诊的作用而忽视四诊合参，从认识论分析，就是把复杂多变的疾病看得简单化、绝对化了。如果不是四诊合参，就不能获得病人全面的病情资料，在诊断的高级阶段进行辨证时，就会不准确甚至出差错。《伤寒论》中同一脉浮数，何以一用麻黄汤，一用五苓散？单凭脉象是不能解释的，必须结合其他三诊，全面了解病情，才能进行正确的辨证，分析同中有异，做出正确的诊断，给予不同的治疗。诊断的初级阶段要求全面、系统而真实地搜集病人的症状和体征，只有四诊合参，才能合乎这个要求，否则就不能完成这一阶段的任务。

在承认四诊合参的前提下，并不否认医生对望诊或脉诊等某一诊法的精心研究而有所专长。对某诊有所专长而又四诊合参，与夸大一诊否认其他三诊是有本质区别的。如果医生专长于某一二诊而又能四诊合参，其诊断水平无疑是很高的。诊法应有所专长，有的医生擅长望诊，有的医生精于脉诊。

望诊和脉诊在中医学诊法中占有重要的地位，有重大的科学价值。中医学重视望诊，提出"望而知之"为上工，"望为四诊之最上乘工夫"。以神色望诊法为例：中医学认为人的精神状态和面部气色的变异，足以显示整体的强弱和疾病的轻重危亡。根据"形神合一"的理论，认为神的盛衰是形体健康与否的重要标志；依据"神"产生于"精"的理论，认为精衰必体弱神疲；从气与色不可分离的关系，提出"气至色不至者生，色至气不至者死（病重）"。辨神色也必须四诊合参，才会准确无误。通过神色望诊，可以了解病情，分析病变部位，为判断正气盛衰，推测疾病预后的凶吉提供重要的依据。

舌诊法在中医学诊断学中也是有特色的。中医学认为五藏六府都与舌有密切的关系。把舌面划分为五藏六府所属，在临床上确有重要的参考价值。察舌诊病主要从舌质和舌苔两方面进行。辨识内藏的虚实，重点察舌质；病邪的深浅与胃气的存亡，重点察舌苔。气病察苔，血病观质。看舌质的变化，主要是看舌质神色形态的变化。观察舌苔主要是分真假、有无、偏全、厚薄、润燥、腐腻几个方面。通过舌诊可为分析病因、病位、病性、病势、病程、病机、预后提供重要的依据。

以上通过望神色和舌诊举例，说明中医学望诊对诊断疾病的意义。中医学对疾病观察地非常细致，积累了丰富的经验，形成了理论，这是中医学特有的宝藏。国外有学者感叹地说："遗憾的是，由丰富和大量客观检查法所武装起来的现代医生们，常常很少重视望诊这一简单但是非常重要的检查方法。"（《西医学习中医论文选集》）

脉诊也是我国独有的宝藏。从寸口诊法看，把左右寸、关、尺分配五藏六府，通过诊察寸、关、尺脉象的变化，了解五藏六府病变。在这样一个很小部位，医生静心体会有二十八脉主病，还有十怪脉等几十种不同的脉象。如浮脉主表证，沉脉主里证，迟脉主寒证，数脉主热证，虚脉主虚证，实脉主实证，滑脉主痰食和实热，涩脉主气滞、伤精、少血、挟痰、挟食或挟瘀……总之，通过察脉象变化，了解病情，同样可以为分析病位、病因、病证、病势、病机和预后等提供重要的依据。当然察脉候病，同样要四诊合参。脉诊是临床上重要的诊察疾病的方法，它是简单明了而效果相当可靠的徒手检查法，就是今后医学相当发达，这种检查法也很值得重视。

脉诊和望诊（尤其是舌诊法）是中医学诊察疾病方法中的瑰宝，它的科学性已为千百年医疗实践所证明。在当前现代科学技术条件下还不容易揭示脉诊和舌诊的本质，甚至用现代科学方法和技术模拟它，也不是一下子解决得好的。当前尚未模拟成功，尚未揭示其科学本质，不但不能以此否定其科学价值，恰恰相反，更要努力研究如何去发扬它。

诊断的初级阶段，从辩证唯物主义认识论看，属于感性认识。它以感觉、知觉、印象三种形式反映出来。所谓感觉，是医生的感官对病人的症状和体征的反映，四诊所得的每一个具体症状和体征便是。如问诊获得的头痛、发热、恶寒，望诊所获得的舌苔薄白，脉诊所得到的脉浮等，就是医生通过自己的感官而形成的感觉。这些症状和体征的复合，就形成疾病的整个形象，即知觉。这个知觉在医生头脑中形成然后再现出来，就是印象。印象就是知觉的再现。医生对疾病所形成的感觉、知觉、印象的感性认识，都是医生对疾病所表现的各个方面及其外部联系的反映，它还不是对疾病的本质和规律的认识。

医生对疾病四诊所获得的感性认识有两个特点：一是生动具体地反

映疾病的形象；二是医生直接接触病人，没有任何中间环节。这两个特点决定了诊断的初级阶段（即对疾病的感性认识）的可靠性。但医生单凭感官，只能认识疾病的现象及外部联系，不能认识疾病的本质和规律。对疾病的本质和规律的认识，还必须在四诊搜集疾病的症状和体征的基础上，经过医生辨证思考才能达到。这就是说不能在诊断的初级阶段停止下来，必须上升到诊断的高级阶段。

诊断的初级阶段，是诊断的基础，是诊断的必经阶段，没有诊断的初级阶段，就没有诊断的高级阶段，没有四诊就无法辨证。诊断的初级阶段是诊断的起点，是诊断的高级阶段的依据。

单凭医生的感官直接诊察疾病所能达到的广度和深度是有限的。它只能诊察病人病情的外部联系，不能诊察病人的内部病变，只能观察宏观的变化，不能观察微观的变化。人的感官由于生理状态的变化，容易产生错觉，不同的人感官的灵敏度也不同。而且医生和病人的主观感觉都可能出现差异，这是因为人的感觉比较粗糙、笼统，诊察所得的病人的病情资料只能定性，不能定量，如脉象快慢的程度、体温高低的度数，都没有精确的量来规定它。所有这一切，都说明中医四诊引进现代科学仪器进行研究的必要性。四诊需要客观化，使之客观地描述病人的病情；四诊需要量化，有一个统一的定量标准来衡量病情的程度。当然不能因此而否定四诊的科学价值，正因为四诊有很高的科学价值，才把它提到四诊现代化的议事日程上来。

诊断的高级阶段

在诊断的初级阶段基础上，医生运用大脑的思维活动，认识疾病的本质和规律，就是诊断的高级阶段。它的任务是对诊断的初级阶段搜集的病情（症状和体征）进行抽象思维，形成对疾病的概念、判断和推理的过程。这个任务是通过辨证来实现的。

中医学辨证运用了概念、判断、推理等逻辑思维形式。从大量的感性材料中抽象出关于疾病的证，如表寒证、表热证、阴虚证、阳虚证就是概念。概念是反映事物本质、全体和内部联系的一种思维形式。中医学的证就是对疾病本质特性的反映。证和症状如同概念和感觉、知觉、印象不同一样，症状是疾病的外在现象，证是疾病内在的必然联系的反映，证反映着疾病的本质和规律。不同的证反映疾病的本质和规律不同，如八纲中表证和里证是反映疾病的病位和病势的，寒证和热证是反映疾病中人体机能活动衰减或亢进的，虚证和实证是对正邪盛衰的反映，阴证和阳证是总括疾病的类别和性质的。证的确定表明医生已从诊断的感性认识上升到理性认识了，即从诊断的初级阶段上升到诊断的高级阶段。

医生在辨证思维活动中，首先是运用八纲辨证的方法，确定疾病的证，所谓"善诊者，察色按脉，先别阴阳"，就是明确指出辨证过程中，应当首先对症状和体征进行分析综合，确定疾病属阴或属阳以及寒热虚实的性质。八纲辨证是一切辨证的总纲，反映了各种疾病的共同本质，反映了疾病的整体联系，是指导各个具体的辨证方法的。

医生辨证活动深入下去，进而揭示疾病本身的内在联系或关系而形成判断。判断是通过概念之间的联系或关系对事物及其属性做出肯定或否定论述的一种思维形式。在辨证过程中形成的判断，是对疾病的病因、病位、病性、病势、病机的判定。如"风寒袭表、营卫不和"就是辨证过程中的判断，它通过风、寒、表、营、卫之间的联系，揭示了疾病本身的内在联系。"风寒袭表，营卫不和"反映了疾病的病因是风寒，病位在营卫，病势在表，疾病初期体质未虚属实证，病人机能亢进属阳证。

医生运用藏府辨证、六经辨证、卫气营血辨证和三焦辨证等几种具体的辨证方法所得出的证，都指明了病变的具体部位、性质、发展阶段，表明了具体疾病的确定无疑的病机，为治疗提供了确定无疑的依据。如藏府辨证中的肺阴虚证，六经辨证中的阳明经证，卫气营血辨证中的血热妄行证，三焦辨证中的热入心包证……都是对具体疾病确定无疑的诊断，是诊断的结局，可以依此下诊断语。

医生在辨证中还必须运用已知的判断进行推理。推理是由一个或几个已知判断，推导出另一个新判断的一种思维形式。以演绎推理为例，运用已学习掌握的中医学基本理论作为推理的大前提，病人的病情作为推理的小前提，由这两个已知判断合乎逻辑地推导出来的未知判断，就是推理的结论。例如：根据中医内科学知道发热、恶寒、头痛、脉浮紧、苔薄白是风寒感冒（大前提）；病人在冬季某天就诊，主诉有发热、恶寒、头痛已两天，医生切诊脉浮紧，看舌苔薄白（小前提）；运用演绎推理的逻辑方法判断病人是患风寒感冒（结论）。就是把普遍性的前提运用到个别事物上的推理。通过演绎推理这种思维形式诊断疾病，提出治疗措施与方案，它反映了疾病在一定阶段上的内在联系，并可预测疾病的发展趋势。

在辨证过程中进行抽象思维时，必须要运用分析、综合、归纳、概括等逻辑思维方法。如果不运用这些方法就不可能达到对疾病本质的认识。

诊断的高级阶段具有两个特点：一是抽象性，二是间接性。这两个特点，就是理性认识的两个特点。所谓抽象性，就是医生在感性材料的基础上进行抽象思维；所谓间接性，就是指抽象过程已经离开了具体的个别的感性材料，是对疾病的间接反映。疾病本质和规律是隐藏在疾病的症状和体征等感性材料后面的东西，不是四诊所能把握的。四诊只能感知疾病的现象，只有辨证才能把握疾病的本质和规律。

中医学的辨证方法是以中医基本理论为基础，在医疗实践中积累了丰富的经验而形成的。辨证的方法有八纲辨证、病因辨证、藏府辨证、经络辨证、六经辨证、卫气营血辨证与三焦辨证等。在这一系列的辨证方法中，八纲辨证是辨证纲领，其余则均属于具体辨证方法。

八纲辨证是各种辨证方法的纲领，它反映了各种辨证方法的共性，因此它对各种具体的辨证方法带有指导性，适用于临床各科，内、外、妇、儿各科要以它作为辨证的纲领，针灸、正骨、眼科、五官科也必须以它作为指导。任何一个症状和体征都可以用八纲辨证来归纳，不同的疾病、同一疾病的不同病因、疾病的不同阶段都可以运用八纲辨证进行归纳。

八纲辨证必须以各种具体的辨证方法来补充。八纲辨证只是对疾病的整体提出一般性结论，但不能反映各个具体疾病的特殊性。诊断的根本任务是必须对具体的疾病的特殊性做出结论，这就要靠各个具体的辨证方法来完成任务。各个具体的辨证方法以八纲辨证为指导，八纲辨证以具体辨证作为补充，两者相得益彰。

阴阳是八纲辨证中的总纲，即阴阳是纲领中的纲领。可见阴阳在诊断学上占有极其重要的地位。望、闻、问、切得到的一切症状和体征都可以按阴阳归类，它可以概括八纲中的其他六纲，表、热、实属阳，里、虚、寒属阴。在以阴阳辨证时，要注意先天之真阴真阳亏否，在疾病的严重关头，先天之根本损伤时，往往出现真阴不足、真阳不足或亡阴、亡阳的病证。

在进行八纲辨证时，要注意辨别它们之间相兼、错杂、转化、真假四种情形。所谓相兼，指的是八纲不是互不相关的八个区域，它们互相间经常相兼出现，如表与寒相兼出现为表寒，表与热相兼出现为表热，依此类推，而有表虚、表实、里寒、里热……所谓错杂，是指表里错杂、寒热互见、虚实俱有，如表热里寒，表寒里热，上热下寒，上寒下热……在辨八纲交错关系时，还要注意孰多孰少以及标本先后主次。所谓转化是指在疾病发展过程中，性质发生了变化，如表证转入里，里证出表……疾病性质转化了，则疾病从根本上表明好转或恶化。所谓真假，并非八纲错杂，亦非八纲转化，而是疾病发展到严重阶段时，疾病的性质未变，但出现了一些假象，如真寒假热证，真热假寒证……这是生死存亡的时刻，辨证必须特别慎重。

其他的几种具体辨证方法，都是针对不同类型的疾病以及同类疾病发展的不同阶段进行辨证的方法。内伤杂病主要是采用藏府辨证法和气血津液辨证法；伤寒病主要是运用六经辨证法；温热病主要是应用卫气营血辨证法和三焦辨证法、针灸科主要是使用十二经脉和奇经八脉辨证法。至于病因辨证则是与各个具体的辨证方法结合进行的，是在进行具体辨证时必不可少的。对任何一个具体的疾病进行辨证时，都要找出病因。这里的病因是广义的，除了六淫、七情、饮食劳倦之外，还包括在疾病过程中的病理产物，如气郁、血瘀、痰饮之类。

辨证求因是辨证的基本原则。辨证求因以达到审因论治。这个"因"包括在辨证中求得病因，但不能仅归结于病因。所谓辨证求因，是要求辨证时必须确定病因、病位、病性、病势、预后，找出该证的原因，即发病机制（病机）。如果把辨证求因的"因"看作是单指病因，就会有片面性，因为如果在辨证时只查病因，在治疗时只审病因，就会误诊误治。

为了确定每一个具体疾病的原因，在进行具体辨证时必须达到如下几点要求。

1. 确定病因

伤寒病和温病常与四季时令有关，辨证时必须确定六淫（风、寒、暑、湿、燥、火）的某一病因或两种以上联合作祟。内伤杂病以社会因素有关的七情（喜、怒、忧、思、悲、恐、惊）变化首当其冲，辨证时要抓住七情中变化的情志；内伤杂病还有因饮食劳倦房劳所伤，疾病过程中的病理性产物有时成为内伤杂病辨证的症结。外伤（包括金刃、跌打、虫兽咬伤）是伤科必须抓住的。

2. 辨别病位

六经辨证辨明病位在三阳三阴，卫气营血辨证、三焦辨证、藏府辨证、经络辨证等都是以辨病位作为它的特征的。在这些辨病位的辨证方法中，藏府辨证是它们的基础。卫气营血、三焦、六经、十二经……都以一定具体藏府为依据，不能脱离藏府。它们以藏府为出发点，言卫重点在肺，言气重点在肺、胃、脾，营血重点在心、肝；十二经是由藏府派生的，它们又以藏府为归宿，病浅轻在经络，病深重在藏府……

3. 认定病性

即寒热虚实的病性。疾病的寒热性质与六淫的寒热虽有关系，有时六淫的寒热就是疾病性质的寒热，但疾病寒热的性质不完全是由六淫的寒热决定的。两者的区别在于六淫的寒热是指病因，这里的寒热是指病性。疾病的虚实言正邪的盛衰也属于疾病的性质。

此外，确定病程和阶段、病势以及预后，在具体辨证时也是必须要分析的。

医生通过抽象思维，尽管是间接地反映疾病的本质，然而是对疾病更全面、更正确的认识。列宁说："物质的抽象，自然规律的抽象，价值的抽象及其他等，一句话，那一切科学的（正确的、郑重的、不是荒唐的）抽象，都更深刻、更正确、更完全地反映着自然。"

诊断的两个阶段的辩证关系

诊断的初级阶段和诊断的高级阶段是不同的。前者是感性认识，只能认识疾病的现象和外部联系，后者是理性认识，能认识到疾病的本质和规律。二者又互相联系，后者依赖于前者，使诊断建立在唯物主义认识论基础上，否则就会成为"无源之水，无本之木"。前者又有待于上升到后者，这是诊断的辩证法，只有后者才能反映疾病的本质和规律。并且后者促进前者的发展，因为对疾病的深刻理解，就能有更深刻的感觉。诊断的两个阶段的联系，反映了四诊与辩证的联系，辩证以四诊为基础，四诊是为了辩证，必须发展为辩证，认识疾病的本质和规律。这是一次能动的飞跃过程，只有经过这一过程，才能正确地认识疾病。

诊断的初级阶段和高级阶段的划分不是绝对的。在初级阶段四诊时也有初步的辩证认识。如看舌苔，当看到白苔，就考虑可能是表证，为风寒湿邪侵袭，这是医生常有的思维活动，说明四诊时不是单纯的搜集病情，而是在一边四诊，一边辩证，但侧重在搜集病情。四诊阶段的辩证是不系统、不深刻的，只是说在四诊时有辩证发生。同样，在诊断的高级阶段辩证时，也不是单纯的思考，必须在临床实践中，一边辩证，一边核对在四诊时所搜集的资料，有时为了深入，一步辩证还要进一步感知，如询问一些病人没有讲到的病情，这也是医生在诊断时常有的事情，说明辩证时，以辩证为主，间或有些四诊活动。但是，四诊和辩证的界限是分明的，如果两者没有明确的界限，是很难确定诊断的，或含糊不清的诊断。把医生诊断活动划分为四诊和辩证两个阶段，明确它们之间的区别和联系，就能自觉地正确地进行诊断活动。

怎样才能经过四诊而到辩证，由诊断的初级阶段而达诊断的高级阶段，认识疾病本质呢？

必须实事求是地系统而全面地搜集病人的病情资料。所谓"脉色并重""四诊合参"，每一诊都不能偏废，四诊不全就会使辩证出现偏差。每一诊都要做到详细准确，每一诊所搜集的症状和体征都应该是全面的真实的。四诊虽具，而不完备，辩证的基础就不牢固。四诊要求完备，不是要罗列一连串的症状，如果这些症状不准确，附加有医生的主观臆测，或者把搜集的似是而非的印象作为真凭实据，辨证也会出差错。医生应当客观地进行四诊，实事求是地记录病情，不能增加也不能减少一个症状，搜集的症状和体征越全面越准确，辨证的基础越牢固，所下的诊断语就准确而迅速。在有了全面而真实的症状和体征后，进行辨证时还必须做到以下五点。

第一，对四诊所获得的症状和体征进行比较，加以选择，将其中无关紧要的症状放在次位，把那至关重要的症状或体征放在首位。也就是说要从大量的症状和体征中抓主要症状或体征，再围绕主症进行辨证。病人主症（或主要体征）可能有一个或几个，它是疾病的中心环节，围绕它进行辨证，再结合其他舌、脉证思考，便能做出正确诊断。

第二，辨证时要抓住阴阳这一主要矛盾。找到阴阳偏盛偏衰，不仅是察色按脉要"先别阴阳"，还要最终落脚到阴阳。阴阳是辨证的出发点，也是辨证的归宿。《素问·阴阳应象大论》"治病必求于本"把阴阳作为诊断和治疗的根本，辨证时不能不重视阴阳这个根本矛盾。

第三，要认真辨别寒热虚实的真假。当我们面临着复杂病情时，对四诊所得的感性材料必须认真加以鉴定，分清寒热虚实的真假。从四诊获得的症状与体征，各有所主，有的似实证，有的似虚证，有的是寒热互有抵触，得不出统一的结论。此时此刻要高度重视，如按八纲辨证的方法，从复杂的症状和体征中，找到能反映整个病机的有决定性的一症或一脉或一舌象，而果断做出辨证的结论。

第四，找出疾病的来龙去脉。疾病的变化受到自然环境和社会的影响，问诊时要了解自然和社会因素的影响，辨证时要考虑到这方面的影响。这就是说要从疾病与自然和社会的联系中辨证。不但如此，还要从疾病发展过程中辨证，古人说"走马看伤寒，回头看痘疹"，说明疾病变化（慢性病也有变化）迅速。疾病是一个运动变化的过程，必须善于从变化中辨证。

第五，通过症状和体征，认识内在藏府的病变，所谓"有诸内必形诸外""视其外应，以知其内藏"。通过观察头面四肢、五官九窍、神色形态、舌苔脉象等变化出来的症状和体征，掌握内在藏府的病变。诊断从四诊到辨证就是透过疾病的现象认识疾病内在本质的最好的说明。

临床上经常有误诊发生，发生误诊的原因很多，从认识论分析，主要是四诊时搜集的病情资料不客观、不全面，或者辨证时对这五点掌握得不好，因此，严格按四诊和辨证的要求办，是避免误诊的重要途径。

毛泽东同志在《实践论》中指出了从感性认识上升到理性认识的两点要求：

1. 感性材料要"十分丰富（不是零碎不全）和合于实际（不是错觉），才能根据这样的材料造出正确的概念和理论来"。

2. 在进行理论思维时，"必须经过思考作用，将丰富的感觉材料加以去粗取精，去伪存真，由此及彼，由表及里的改造制作功夫，形成概念和理论的系统"。

从四诊到辨证，这两点有重要的指导作用。

从诊断到治疗

从四诊到辨证是认识疾病本质的第一次飞跃，从辩证唯物主义认识论看，对疾病本质的认识运动并不是到此完结，这只不过是问题的一半而已。更重要的是运用诊断的理性认识（即诊断的高级阶段）到治疗，这是认识疾病本质的第二次飞跃。这一次飞跃更重要，因为诊断的最终目的是为了治病。辨证所得到的对疾病本质的认识，用于治疗，才能发挥诊断指导治疗的作用，并反过来检验和发展诊断对疾病本质的认识。列宁说："从生动的直观到抽象思维，并从抽象思维到实践。"（《哲学笔记》）中医学对疾病本质的认识，由四诊到辨证，再由辨证到治疗，是符合列宁提出的认识路线的。

由四诊到辨证，再到治疗，是一个具体的医疗实践过程，也是一个认识疾病运动的具体过程。从辩证唯物主义认识论看，人体的疾病是复杂多变的，医生对过去未认识的疾病不可能一次就完全正确地反映疾病的本质和规律，必须经过四诊—辨证—治疗的多次反复才能完成。这是因为医生对疾病的认识，常常受到主观和客观条件的限制。医生对医学掌握的程度和临床经验不同，医生和病人的感官的深度和广度不同，疾病有一个逐渐暴露的过程，科学技术条件对医学的影响等，这些因素都决定了认识疾病本质的反复性。

医生对于某一具体的过去未认识到的疾病，经过诊断与治疗的反复，终于治好了。医生对于这一疾病的认识过程算完成了。但是，从总的对疾病的认识运动看，并没有完全终结。有些疾病虽被认识，但还有些疾病尚未或尚未完全被认识，应当进一步去认识。原有的疾病被认识了，新的病种又露头了，需要进行新的认识。因此，对疾病本质的认识运动是无限发展的。毛泽东同志在《实践论》中说："实践、认识、再实践、再认识，这种形式，循环往复，以至无穷，而实践和认识之每一循环的内容，都进到了比较高一级的程度。"毛泽东同志概括地认识运动的客观规律也适用于对疾病的认识运动的。

第三节　治疗的辩证法思想

临床实践证实，只要辩证准确，方药对证，施治的疗效就会满意。在上一节里，讨论了诊断中的辩证法思想，这一节里，拟通过对中医治则和治法的分析，讨论中医治疗的辩证法思想。

治则与治法的辩证关系

治则，是指治疗疾病的基本原则，主要包括治病求本、因时因地因人制宜、标本缓急、扶正祛邪、正治反治、异病同治和同病异治等方面。

治法，是指治疗具体病证的立法，或称治疗大法。中医学的治法内容十分丰富，而对治法的命名、分类则很不一致，如《医方集解》中分为二十二法，《医学心悟》则载汗、吐、下、和、温、清、补、消八法，都属于治法的范畴。现代方药学以解表、涌吐、泻下、和解等法为纲，进一步阐述方剂和药物；而中医学临床书籍和临床病历在具体病证下面写的则是宣肺利水、健脾益气、养血疏肝、滋肾泻火、补心安神……这样的治法。

治则和治法，不仅有上述概念的明显区别，同时又有着辩证的密切联系。

从治则、治法的产生来看，两者都是从大量医疗实践的基础上总结概括出来的。但是，治法是在分析具体病证的病机后确立的特定的治疗方法；治则是在分析各种疾病的普遍规律后总结出的一般性治疗原则。对于疾病来说，治则和治法具有一般与个别、普通与特殊的辩证关系。

从治则、治法的内容和运用来看，治则与治法是普遍原则和具体方法的关系。虽然大部分治则并不直接包括具体的治法，但是它们在理论上从不同角度指导着对治法的选择和运用。如治病求本，要求任何治法都必须针对病因病机而设；因时、因地、因人制宜，要求医生的立法应该适合于当时当地气候环境的实际和个人的具体情况；标本缓急则要求治病必须依据疾病的标本缓急立法；异病同治、同病异治也强调要从病机立法；而正治反治则是要根据药性与疾病征象的关系确立治法。治则中的扶正祛邪原则，又直接概括了一定范围的治法，如以八法而言，汗、吐、下、和、清、消法都属于祛邪的范畴，而温法、补法一般属于扶正的范畴。总之，治则是治法立法必须遵循的基本原则，而治法则是治则的具体运用和体现。在临床上，只有治则正确、治法得当，才能收到预期的疗效。

治则中的辩证法思想

（一）治病求本

治病求本是中医学辩证论治的核心，也是中医学治则中的一个重要原则。

病之本在于机体内部的阴阳失调，因此，治疗的目的就在于调整阴阳。"本"是指疾病的本质，是机体内部的矛盾。《素问·阴阳应象大论》曾说："治病必求于本。"在病变发生时，会出现种种不同的表象，必须从错综复杂的临床证候中，通过分析、综合，透过现象看本质，给予相应的治疗，才能获得满意的疗效。辩证唯物主义认为："我们看事情必须看它的实质，而把它的现象只看作入门的向导。一进了门就要抓住它的实质，这才是可靠的分析方法。"（《矛盾论》）"治病求本"的思想无疑是符合这一辩证法思想的。

（二）扶正祛邪

扶正祛邪（补虚泻实）是中医学的治疗大法。扶正是使用扶助正气的方药或其他治疗手段（针灸、通过功能锻炼等）增强体质，提高机体的抗病能力，达到恢复健康的目的，是补虚；祛邪是指采用驱除邪气的方药或其他治疗手段（针灸、手术等）驱病除邪，是泻实。中医学认为疾病的过程是正气和邪气矛盾双方互相斗争的过程，治疗疾病的根本目的，就是要改变邪正双方力量的对比，做到"调整阴阳，以平为期"，使偏盛偏虚的情况得到纠正，使疾病向痊愈的方面转化。因此，祛邪和扶正所采用的方法虽然不同，实质上都是帮助机体使疾病向好的方面转化。由于中医学的"虚"是指正气虚，"实"是指邪气实，所以，补虚即是扶正，泻实即是祛邪。

扶正祛邪的治则体现了治疗学中抓主要矛盾的辩证法思想。一般而言，扶正补虚适用于正虚为主要矛盾的病证，祛邪泻实适用于邪实而正虚不明显，以邪实为主要矛盾者。

任何疾病的过程，都是正邪斗争的过程。没有正邪的任何一方，都不可能构成人体的疾病。就正邪斗争而言，正气是主要的。正邪斗争时，正气一般总是居于主要地位。如果把正与邪作为一对矛盾来认识，正气一方即代表矛盾的主要方面。所以，在治疗的全过程中，都要立足于维护正气。在具体运用扶正祛邪的原则时，则应分析邪正力量的对比，就邪正双方的相互消长和盛衰情况，根据邪正两方面在斗争中所处的地位，区别扶正与祛邪的主次先后，灵活运用，做到"扶正不留邪""祛邪不伤正"。《素问·五常政大论》说："大毒治病，十去其六，常毒治病，十去其七，小毒治病，十去其八，无毒治病，十去其九。谷肉果菜，食养尽之，无使过之，伤其正也。"这段话，除了说明谷肉果菜都有治疗作用之外，特别强调了在治疗中不要损伤正气的原则立场。后世医学家在这种理论的指导下，创立了扶阳气、保津液、护胃气、养胃阴等维护正气的方法。这一治则是通过解决主要矛盾和矛盾主要方面来指导治疗的。

（三）标本缓急

"本"和"标"的含义十分广泛，从正邪的关系看，正气是本，邪气是标；从疾病发生看，病因是本，症状是标；从病变的部位看，内藏是本，体表是标；从发病的先后看，先病是本，后病是标等。不难看出，中医学所说的"标本"是一个相对的概念。"本"是指本质的东西，即主要矛盾，又是指矛盾的主要方面；"标"则代表次要矛盾或矛盾的次要方面。中医学通过这一概念说明疾病过程中，各种病证的对立统一关系，以指导诊断和治疗。

一个人有时可以先后患不同的病，也可能同时患几种病，就是一种病的过程中，其内部也存在着不断变化的矛盾，标与本恰好可以用来说明各种疾病矛盾的复杂多变以及病证的主次轻重等不同的关系。例如，气虚的人患了感冒，如何施行恰当的治疗，是在拟定治法前，必须解决的原则问题。若单益气，则恋邪而表证不解，病程延长；若只解表，则汗出又伤正气。这时，就需要医生根据病变的情况，对疾病的标本缓急做出判断。按照中医学的标本概念，患者气虚（先病）是本，感冒（后病）是标。如果标本俱急，则可应用标本同治，治以益气解表。倘若此气虚的病人，因感受风寒而咳嗽，则又需依据咳嗽的轻重缓急拟定治法，如咳嗽十分严重，必须先用宣肺解表、散寒止咳之法，以解当务之急。此法虽是治标，却是治疗中必须遵循的治则，即急则治其标。倘若病人是慢性咳嗽，且素有脾气虚，治法就应改为健脾益气，这就是缓则治其本。

中医学治则中分清标本缓急，实质上是对存在的多种矛盾通过分析，抓主要矛盾的方法。《黄帝内经》说："知标本者，万举万当，不知标本者，是谓妄行。"（《素问·标本病传论》）这里，"知标本者，万举万当"与辩证唯物主义指出的"抓住了这个主要矛盾，一切问题就迎刃而解了"的思想是十分接近的。

（四）正治反治和同病异治、异病同治

正治是指逆疾病的证象而治，故又称"逆治"。反治是顺从疾病的

证象而治，故又称"从治"。二者说法虽然不同，但在针对疾病的本质进行治疗的原则上，却是一致的。例如，临床上药物疗法中常用的热因热用、寒因寒用、通因通用、塞因塞用这些治法中，热因热用表面上是用热性药物治疗热的证象，实际上，这时的热象是由于内藏阴寒太盛、格阳于外的假热。此时疾病表现的证象与本质并不一致，所以，对这种真寒假热证用热药正是抓住了疾病的本质。反之，对疾病的现象与本质一致者，例如寒病显示寒象、热病显示热象、虚病显示虚象、实病显示实象等，则分别采用"寒者热之""热者寒之""虚者补之""实者泻之"的正治法，亦是针对疾病本质进行治疗，都是治病求本原则的具体运用。

同病异治、异病同治的治则，表面上看似乎矛盾，其实质乃在于治病求本。同病异治是指同一疾病，由于病因病机不同，疾病发展阶段不同而采取不同的治法。例如，同是伤寒病，由于病人体质不同，感邪不同，发病阶段不同，病机也不一样，所以采用不同的治法。异病同治则是指不同的疾病，由于病因病机相同，或处于同一性质的病变阶段而采取相同的治疗方法。例如，久痢、久泻、脱肛等病，凡属气虚下陷的，均可以用益气升提的办法治疗。再如临床上许多疾病到了晚期，传变到肝肾，所表现的证候已为肝肾阴虚或阳虚，则可以采用补肝肾的办法进行治疗。

必须指出，不同的疾病在其发展过程中，由于各自病变的藏府不同，必然会显现出各自不同的临床特点。但是，尽管疾病不同，它们表现的临床特点，都必须通过人体这一统一体反映出来。所以，当不同的疾病表现出相同的肾虚证候时，说明机体内部已有"肾虚"这个共同的矛盾，这就是疾病的本质，也是异病同治的基础。辩证唯物主义认为："由于事物范围的极其广大、发展的无限性，所以，在一定场合为普遍性的东西，而在另一场合则变为特殊性。反之，在一定场合为特殊性的东西，在另一定场合则变为普遍性。"（《列宁全集》）几种疾病出现了相同的证，其证代表了矛盾的普遍性，应该采用相同的治疗方法，但还必须兼顾具有特殊性地位的病。一种疾病出现不同的证，这些证代表了矛盾的特殊性，应该采用不同的治疗方法，当然亦需兼顾在疾病全过程中占普遍性矛盾地位的病。中医学治则中，同病异治和异病同治的原则，除了体现出抓主要矛盾、治病求本的辩证法思想外，同时也体现了它正确对待矛盾的特殊性和普遍性的原则。

（五）因人、因时、因地制宜

在病机一节中，我们已经指出，中医学在长期的临床实践中，逐步认识到个人体质、时令气候、地理环境等都对疾病的发生有影响。因人制宜，就是对同一种病证，医生根据病人的年龄性别差异、体质强弱和生活习惯、精神状态的不同，采用不同的治法；因时、因地制宜，就是根据不同季节气候特点和地理条件指导用药。

例如感冒这个病，中医学认为，发生在不同的人身上，就应采取不同的治法。中医学历来有小儿是"稚阳之体"之说，意即儿童藏府娇嫩，用药时需加注意。妇女有经、带、胎、产的特点，老人则体质已虚。所以，不同的人罹患感冒，治法就不尽相同，这就叫因人制宜。若罹患感冒时，时值夏季，则不宜过用辛温，以防开泄太过，损伤津气，变生它病；反之，如果冬季发病，则应重用辛温解表之药，使病从汗解，这就是因时制宜。同样道理，若疾病发生在地势较高，气候寒凉的地区，寒凉药应慎用，若处于潮湿多雨的地区，便可增加化湿之药，这就是因地制宜。《素问·五常政大论》所说："必先岁气，无伐天和"，就是因地、因时制宜的原则。可见，中医学的"因人、因时、因地制宜"的治则是符合马克思主义关于具体问题具体分析原则的。

通过以上对治则的分析，可以看出，中医学的治则，从整体观念出发，既看到人与自然不可分割的联系（因时、因地制宜），又强调了人的整体和不同人的特点（因人制宜）；既有具体问题具体分析的原则，又有知常达变，灵活运用（如分清标本缓急，急则治其标，缓则治其本）的方法；既有注重本质，抓主要矛盾和矛盾的主要方面（如治病必求于本，正治、反治、扶正祛邪）的思想，又有在把握矛盾的普遍性的同时，把握矛盾的特殊性（同病异治，异病同治）的思想。治则中还强调病人与医生紧密合作的辩证法思想。在病人和医生的关系中，病人是本，医生是标。《黄帝内经》说："病为本，工为标，标本不得，邪气不服。"在战胜疾病时，病人是主要的，医生是次要的，如果医生与病人配合不好，就不能祛除病邪，战胜疾病。事实上，主动和被动，是医疗实践经常遇到的矛盾。积极主动地治疗应该是充分发挥病人的主观能动性，调动病人的积极性，战胜疾病。因此，医生在采取药物或其他方法治疗疾病时，必须针对病人的生理状态、心理状态，以及病变的实际情况，从有利于调动病人的抗病因素进行全面考虑，否则，就会陷于被动。这种强调调动病人和医生两方面的积极性的思想，正是中医学治则的特色之一，是符合辩证唯物主义理论原则的。

第四节　方药的辩证法思想

处方用药是临床实践的重要内容。方剂是由药物组成，是从属于治法的。我们通常说的"方从法立，以法统方"就是这层意思。治法虽是众多方剂治病的总结，但是，具体的方剂又离不开具体的药物。因此，治法、方剂、药物三者之间，有着不可分割的联系。

治法和方剂、药物的辩证关系

中医学的治法尽管分类繁多，然而，"一法之中，八法备焉，八法之中，百法备焉"，大法之中又有小法，纲举目张，自有规律可循。《黄帝内经》将方剂分成大、小、缓、急、奇、偶、复七方之后，后世医学家，有将方剂分为十种的，也有分为十四种的，还有分为二十几种的，历代均有变动。然而，不管对方剂如何分类，治法与方剂总是密切联系的。以宣、通、补、泄、轻、重、滑、涩、燥、湿十剂分类而言，在方剂的使用过程中，宣可去壅，通可行滞，补可扶弱，泄可去闭，轻可去实，重可镇怯，滑可去著，涩可固脱，燥可胜湿，湿可润燥。上述原则中，宣、通、补、泄、轻、重、滑、涩、燥、湿等，既是指方剂的种类，同时又代表了治则。壅、滞、弱、闭、实、怯、著、脱、湿、燥等，则是指病人的证候表现。"辩证求因，审因论治，依法制方，据方选药"，说明方剂的制定是由治法决定的，药物的配伍是按照方剂的要求进行的。然而，从历史发展的规律看，是先有药，后有方，再有法。

前人在医疗实践中，开始是对某一种类的药物有所认识，最后，才能从众多的药物中，通过归纳总结出药物治病的特点。同样道理，对方剂的认识也是如此，开始是对个别的方剂有所认识，然后才有可能从众多的方剂中，把方剂治病的规律加以总结，进而提出治法。再经过临床实践的不断验证，概括出一系列行之有效的治则，再用于临床。这样，经过多次的反复，才逐渐形成了中医学理法方药中"辩证求因，审因论治，依法制方，据方选药"的理论原则。

在方剂和药物之间的关系上，一方面，药物是组成方剂必不可少的条件，没有药物就构不成方剂；另一方面，药物的选用（即方剂的组成），又是由治法和方剂决定的。前人将方剂的组成原则称为"君、臣、佐、使"，近年亦称"主、辅、佐、使"。在一个方剂中，有主药和辅药之分。在依法处方、设计方剂的时候，要区分病人的主要病变和次要病变。由于方剂的组成变化是由药物种类（质）和剂量（量）的变化所决定，因此，在具体的方剂中，药物又反过来决定方剂和治法。它们的关系是辩证统一的。

在中医学理、法、方、药这个系统中，药物虽然是在最低的一个层次，但它的重要性不容忽视。例如，症见发热头痛，汗出恶风，鼻流清涕，或喷嚏干呕，口不渴，舌苔薄白，脉浮缓。辩证的结果为风寒客表，营卫不和。治法为解肌发表，调和营卫，拟方桂枝汤。选用桂枝为主药，解表通阳，辅以白芍敛阴和营，使桂枝辛散风寒而不伤阴，二药合用，一收一散，表解里和，共奏调和营卫之效，又用生姜助桂枝以辛散卫分表邪，大枣助芍药以和营血，姜枣配合以加强桂、芍调和营卫之功，共为佐药，甘草调和诸药。说明药物的选用是被理、法、方决定的。然而，由于罹患外感风寒表虚证的病人中，患病时间、地点、个人体质禀赋的差异，病情变化也不一致，所以，随着病情的变化，按照因人、因时、因地制宜的原则，尚须加入某些与病情相适应的药物，减去与病情不相适应的药物。《伤寒论》中桂枝汤加减法计有十几种，通过药物的加减，主药、辅药发生了变化，整个方剂的方义也随之改变。这又体现了药物决定方剂和治法的重要作用。

方剂中的辩证法

在方剂的组成上，尽管方剂种类繁多，不同的方剂又由多种不同的药物组成，各种中药又有性、味、归经、升、降、浮、沉的不同，药物在方剂中的地位又有君、臣、佐、使的差异，然而，中医学在组方时根据阴阳五行、藏象、病机等学说，仍有统一的章法可循，体现了对立统一规律。例如，宋代医学家钱乙根据"金匮肾气丸"化裁创制的"六味地黄丸"是主治肾阴不足的代表方剂。方中熟地滋肾填精，山萸肉养肝肾涩精，山药补脾肾而固精，三药合用则达到三阴并补的目的。由于中医学认为补则易腻，滋腻则易留邪，所以，配伍丹皮、泽泻、茯苓清泄渗利以防腻。于是，六药配伍而成的"六味地黄丸"方中就既有补，又有泻，补中有泻，相辅相成，达到滋补而不留邪，降泄而不伤正。与六味地黄丸方义相反，张仲景在《金匮要略》中创制的"肾气丸"是温补肾气的代表方剂。二者比较，肾气丸除具有六味地黄丸的六味药滋补肾阴外，另有附子、肉桂温补肾阳以蒸动肾阴化生肾气。肾气丸滋阴助阳同用，二者统一在温化肾气之下，相反相成。明代著名医学家张景岳曾经指出："善补阳者，必于阴中求阳，则阳得阴助而生化无穷；善补阴者，必于阳中求阴，则阴得阳则升，而源泉不竭。"（《景岳全书》）张景岳的这段话讲的既是治法，也是方剂的组方原则。说的是阴阳互根，相反相成的道理。实际上，中医学许多方剂的组成，都体现了对立统一的辩证法思想。

其次，在方剂的组成中，尚有共性与个性的问题。以解表剂和清热剂为例，解表剂具有解表的作用，清热剂具有清热的效能。二者都是方剂，都有方剂组成的君、臣、佐、使等一般特点，即个性，由于二者的功效不同，分别具有解表或清热的特点，区分为两类方剂。然而，在解表剂中，还有辛凉解表、辛温解表、益气解表、养血解表的区别；清热剂中亦有清气分热、清营凉血、清热解毒、清藏府热、清虚热的不同。因此，对解表剂而言，解表是方剂中的普遍性，即共性，辛凉解表、辛温解表、益气解表、养血解表又是解表剂的特殊性，即个性。同样道理，对清热剂而言，清热是方剂的普遍性，即共性；清气分热、清营凉血、清热解毒、清藏府热、清虚热又成了各自的特殊性，即个性。如果我们进一步分析，则可发现，同属辛温解表剂中的桂枝汤和麻黄汤亦各有特点，前者具有解肌祛风、调和营卫的特点，这是桂枝汤的个性；后者具有解表散寒的特点，这是麻黄汤的个性。清藏府热的方剂中亦有清肺热化痰的千金苇茎汤、清胃凉血的清胃散、清肝胆实热的龙胆泻肝汤、清心经泻小肠热的导赤散等各具个性的方剂。其余各类方剂中，亦都存在共性与个性关系。

方剂与药物的辩证统一

中医学方剂与药物之间反映了量与质的辩证统一。例如，麻黄汤是由麻黄、桂枝、杏仁、甘草组成的一种辛温解表剂，用以治疗表实无汗的外感风寒。其中，麻黄配桂枝以加强发汗作用，配杏仁、甘草以宣肺平喘。如果以石膏易桂枝，就变成了治疗肺热咳喘的辛凉之剂。这两个方剂，虽然主药（麻黄）与佐、使药一样，由于辅药发生了变化，去辛温的桂枝，加辛凉的石膏，一味之差，作用就大有径庭，整个方剂也发生了质的变化。还有组成方剂的药味不变，药物剂量的变化，也能导致方剂发生质的变化。这是因为方剂的主药和辅药的地位发生了变化。如小承气汤、厚朴三物汤和厚朴大黄汤，这三个方剂都是由大黄、厚朴、枳实三味药组成，但各药分量不同，小承气汤主药大黄之量倍于辅药厚朴；厚朴三物汤主药厚朴之量倍于大黄；厚朴大黄汤中主药的分量又与小承气汤、厚朴三物汤有别。三方的主药和辅药的位置发生了变化，分别组成了用于治疗热结便秘（小承气汤）、气滞腹满（厚朴大黄汤）、支饮胸满（厚朴三物汤）代表不同治法的三个方剂。这充分说明药物和方剂的关系中包含着量变到质变的辩证法思想。

中药中的辩证法

中医学把疾病视为人体内的正邪斗争导致气机的升降失常和整体的阴阳失调。药物治疗的基本作用，就在于消除致病因素，恢复和重建藏府功能，协调气机，增强抗病能力，纠正机体阴阳偏盛偏衰的病理现象。没有机体的异常运动，就无所谓药物的治疗作用，因此，中药学和中医学之间，是相互依存和相互制约的关系。

中药学是研究中药的来源、炮制、性能和应用等基本理论的一门独立学科。其本身的理论原则，如四气、五味、升降浮沉、归经、炮制、使用原则等，都蕴含着丰富的辩证法思想。

（一）中药分类的辩证法

四气、五味是中药的属性，既是分类的基础，又是使用时的依据。在分类上，以寒凉药为例，寒性是它们的共性，结合五味的不同，又有辛寒、甘寒、酸寒、苦寒、咸寒的不同。在寒药的使用中，有清热、解毒、泻火、明目等不同作用。其中，每一类中药又有无数的个别药物。诸如用于清热泻火的石膏、知母；用于清热凉血的玄参、丹皮；用于清热燥湿的黄连、黄柏；用于清热解毒的银花、连翘；用于清热明目的决明子、密蒙花；用于清热攻下的大黄、芒硝等，在同属苦寒性味的清热燥湿药黄连、黄柏、黄芩之中，由于它们的归经不同，使用上又有差异。黄连是入心、胃、肝、胆、大肠经，黄芩是入肺、大肠、胆、小肠经，黄柏入肾、膀胱、大肠经。所以，在使用时，黄连常用于胃肠湿热所致的痢疾、腹泻、呕吐，黄芩常用于热邪犯肺的咳嗽，黄柏则多用于膀胱湿热所致的小便淋涩热痛。使用时同中有异，异中求同，这说明中药的分类和使用本身体现了共性与个性的辩证法思想。

（二）中药使用中的辩证法

准确用药是使用中药的一个原则。俗话说："只要对症，葱姜也能治病；不对症，参茸也会要命。"意即用药的好坏并不取决于药品是否名贵，而是取决于是否对症施治，这是使用中药时，关于药物种类的一面。关于药物剂量的一面，中药学在临床实践中也积累了丰富的经验。一般地说，轻病、慢性病用量宜轻；急性病用量宜大；药物有毒、剧烈者，用量宜轻；药物性味平和者，用量可稍大；单用剂量宜重，配伍入复方中用量宜轻。宋人对细辛散剂吞服时曾有"细辛不过钱"之说，汉代医家张仲景用细辛入汤剂中用量就较大，前后比较，可见细辛在不同的剂型中用量就不一样。同时，还提出了药物超过一定的剂量就对人体有害。药物有治疗作用，也有毒性作用，二者之间并无绝对界限，剂量和剂型的改变均可导致药物作用的改变，药物对人体具有既有益又有损的两重性。

讲究配伍是使用中药的一个原则。配伍是按照一定的原则将两种以上的药物配合应用。目的之一是为了协调各种药物的偏性，以克服不良反应，更好地发挥药物的功效。由于疾病的转归是复杂多变的，因此，在多数情况下，只凭单味药物，既难达到满意的疗效，又不能照顾机体的全面，必须把多种药物适当地配合起来应用，才能适应复杂的病变。药物从单味到复合，从复合到组成方剂，就是中药学、方剂学辩证发展的过程。

各种药物由于性能不同，在配合之后，会产生各种变化。前人通过长期的临床实践，把各种药物配合后的变化概括为：相须、相使、相畏、相杀、相恶、相反，加上单行，合称"七情"。单行是指单用一种药物发挥治疗作用，方剂中独参汤即是单用一味人参大补元气；相须是指两种以上功用相似的药物合用，能够取得协同作用而互相促进疗效；相使是指两种功能不同的药物合用，一药为主，一药为辅，从而增强主药的治疗作用；相畏是指两种药物合用后，一种药物能抑制另一种药物的烈性或毒性；相杀是指一种药物能够消除另一种药物的毒性反应；相恶是指两种药物合用后，一种药物能破坏另一种药物的功效；相反则是指两种药物合用后，可能发生不良反应或剧毒作用。一般地说，相恶和相反，在处方中属配伍禁忌。然而，药理作用相反的药物互相配伍，亦时有应用。在左金丸中用黄连苦寒泻火，配少许吴茱萸苦温降逆，并监制黄连苦寒攻胃的副作用，用以治疗肝、胆、胃有邪热的呕吐酸水等症，就是中药配伍中原则性和灵活性的辩证统一在方剂学中的具体应用。

此外，使用药时，还有炮制、"忌口"、注意服药方法的问题。炮制是药物使用前或制成各种剂型前的多种加工方法的总称。炮制的目的在于消除或减低毒性，去除杂质，改变药物性能，加强疗效，防止变质，利于贮藏等。实际上，就是利用炮制手段对药物的性质本身的一个改造制作过程。"忌口"，虽然多种多样，实质上是为了避免影响药物疗效，妨碍病情，体现了中药使用原则的整体观。

在治法上很有特色的反佐法中，不论是在方剂组成中加入反佐药，还是在服药方法上的反佐，在认识上都是难能可贵的，前者如温药中加入少量苦寒药的白通加猪胆汁汤，就是在以姜附为主的大剂温热药中，佐以少量胆汁苦寒作为诱导；后者如"姜附寒饮，承气热服"的服药方法，即用热药治真寒假热证的冷服法和用寒药治真热假寒证的热服法。这些使用方法本身就包含了对立统一的辩证法思想。

综上所述，不论是从中药学的产生、发展，中药的分类、配伍，还是在中医学理论指导下的中药使用的各种原则和方法，都含有丰富的辩证法思想，这是中医药学中的精华，我们应当努力发掘，加以提高。

第三章　中医学临床的辩证法思想

第四章　中医学的方法论

千百年来，中医学在认识生命运动本质、研究疾病规律的过程中，在古代朴素唯物主义和辩证法的哲学思想指导下，逐步形成一系列的研究认识问题的方法。这些研究和认识问题的方法，又反转过来，对于促进中医学的发展，起着十分重要的作用。

在诸多研究认识问题的方法中，中医学历来很重视逻辑思维的方法。人们在医疗实践中，总是把观察大自然、人体和疾病所获得的材料加以整理，进行比较分类，广泛采用取象比类、抽象、归纳、演绎，以及分析、综合等多种理论思维的方法，进行加工。在这个基础上，提出假说，再经过科学实践的验证，使之上升为中医学的理论。中医学之所以有着强大的生命力，能够经久而不衰，并且不断取得新的成就，重要原因之一，就在于它不仅十分重视逻辑思维的作用，而且能够把上述各种认识和研究问题的方法综合使用。

对于上述种种方法，我们不可能面面俱到地进行讨论。在本章中，我们将着重讨论中医学中常用的一些方法。例如：取象比类法、科学抽象法、假说与验证、朴素的系统论、朴素的控制论等方法。通过对这些方法的学习和研究，使我们比较深入地了解这些方法的实质和规律，更加自觉地运用这些方法。这样，有助于我们在对中医学进行科学研究、理论探讨和临床实践中少走弯路，以促进医学科学的发展。

第一节 取象比类法

取象比类法的实质及其作用

取象比类是中医学最常用的逻辑思维方法之一。过去往往把取象比类，仅仅说成是一种说理的手段，即用人们在自然界和日常生活中经常遇到的一些事物和现象，和人体、疾病的某些现象加以联系，用以说明中医学中一些一时尚不容易说明白的道理。其实，取象比类的意义和作用决不仅如此，它是中医学的一种逻辑思维方法。这种方法的特点是：在掌握大量感性材料的基础上，通过把两个或两种不同的事物或现象联系起来加以比较，找出它们之间相类似或共同的地方；然后把已经知道的某一事物或现象的有关知识和结论，推论与之相类似或有共同点的现象和事物，也可能具有相同的知识和结论。这种古典的思维方式，虽然尚不如近代逻辑学中的类比法和现代控制论中的同构理论那样严密。但是在距今两千多年的古代，中医学就已经开始运用与近现代方法相类似的方法，去思考问题和进行推论，不能不说这既是医学史上也是逻辑学史上的一项重要成就。

取象比类的思维方法，在人们认识生命运动及其本质、探讨疾病规律、发展中医学理论中曾经起过重大的作用，它的作用主要表现在以下三个方面：

（一）为中医学的发展，提供了认识方面的线索

人类的认识过程是一个由低级到高级逐渐发展的过程，人们认识世界的方法，也经历了由浅入深、由低到高的过程。产生于古代的取象比类方法，虽然它已经具备了类比法的许多特点，但是比起归纳和演绎这样较高级的思维形式，仍然要简单得多。这是因为取象比类方法所遵循的认识规律，不是由特殊到一般，再由一般到特殊的一个完整的逻辑过程，而是采取由特殊到特殊，即由此事物或现象到彼事物或现象的跳跃式的逻辑过程。所以说，在人类思想方法的发展历史上，是先有取象比

类这个比较简单的逻辑形态，然后再继续发展，才出现归纳和演绎等较高级的逻辑形态。正是由于这个原因，取象比类在古代的各个社会科学和自然科学领域中，得到了很广泛的应用。从中医学来说，由于在它的形成时期，生产力和自然科学尚不发达，它的理论主要是通过直观获得感性材料，再经过取象比类等一系列理论思维而形成的。例如中医学中的"人与天地相应"的思想，就导源于取象比类的方法。中医学认为，人之所以能够适应自然，正因为人本身就是自然之子，是大自然的一个组成部分，人与自然息息相关，存在着许多相同和类似的地方。这样，在中医学理论体系中，就以自然界存在着的万事万物和各种现象，来类比说明人体，并进而推论人体各个部分的功能和疾病的发生、诊断和治疗。由此可见，取象比类的方法，能够给人们一种启发思路，提供认识线索的作用。德国人康德在评价类比法时曾经说道："每当理智缺乏可靠的思路时，类比这个方法往往能指引我们前进。"（康德：《宇宙发展史概论》，1972 年版中译本第 147 页）。康德对类比法的评价，对于中医学中的取象比类方法，也同样是适用的。

（二）能够导出中医学在发展过程中提出的一些假说

在科学发展史上，有许多重要的科学假说，就是应用类比方法而提出的。比如在西方医学中，就曾把血栓在血管壁上的沉着，与泥沙在河道的淤积作类比。指出既然河水在河道迂回曲折的地方，或者河道变宽、变深的地方，容易发生涡流而造成泥沙淤积，那么血栓也就容易发生在血管迂曲、扩张或有静脉瓣的地方，由此而提出了"血液发生涡流运动对于血栓的形成起着重要作用"的假说。中医学学说发展的过程中，更不乏这样的例证。我们下面有一节专门论及假说在中医学发展中的作用，这里仅就中医学基础理论中的五行学说为例。如《黄帝内经》中所说："东方生风，风生木，木生酸，酸生肝，肝生筋，筋生心。其……神在天为风，在地为木，在体为筋，在气为柔，在藏为肝。""南方生热，热生火，火生苦，苦生心，心生血，血生脾。其在天为热，在地为火，在体为脉，在气为息，在藏为心。""中央生湿，湿生土，土生甘，甘生脾，脾生肉，肉生肺。其在天为湿，在地为土，在体为

肉，在气为充，在藏为脾。""西方生燥，燥生金，金生辛，辛生肺，
肺生皮毛，皮毛生肾。其在天为燥，在地为金，在体为皮毛，在气为
成，在藏为肺。""北方生寒，寒生水，水生咸，咸生肾，肾生骨髓，
髓生肝。其在天为寒，在地为水，在体为骨，在气为坚，在藏为肾。"
（《素问·五运行大论》）上面这一连串的联系和类比，以及由此而来的
进一步的推论，就来自于取象比类的方法。由此可见，五行学说在其提
出的时候，就是取自然界之象来类比人体，然后再层层进行推理而提出
来的。再如，在中医学中占有重要位置的藏象学说的提出和形成，也与
取象比类方法有着密切的关联。古代医学家最初就是把五藏与五行相
配，把自然界中的木、火、土、金、水五种物质形态之间的相生相克，
类推到人的藏府中来。从而使人们对藏府的功能以及藏府之间相互联系
又相互制约的关系有了深入和切合实际的理解。这无疑对于藏象学说的
提出和形成，起了重大的作用。中医学中其他学说理论的建立，包括假
说的提出到最后形成理论，也大都与取象比类法有着密切的关联，这里
不再一一赘述。

观察是取象比类方法的必要前提

正如上面所述，取象比类是中医学广泛运用的一种理论思维方法。
但是，要运用这种方法，顾名思义，首先应当是有象可供选取，然后才
能进行比类。这就是说，在我们进行类比之前，必须占有大量的感性材
料。而观察正是收集感性材料的重要手段。在这个意义上，我们可以说
观察是取象比类方法的必要前提。

众所周知，观察是人们对自然现象在自然发生条件下进行考察的一
种方法。这种方法，不论是古代和现代，中国和外国，只要进行科学研
究，就必须采取的一种基本方法。人们在谈到观察方法时，往往说"科
学开始于观察"，用这样的说法，来强调观察的重要性是毫不过分的。
特别是在生产力和自然科学尚不十分发达的古代，在没有科学实验的前
提下，观察更是获得感性材料，收集科学事实的一个极为重要的手段。

中医学在其发展过程中，广泛地运用了观察的方法，对自然界、人
体和疾病都进行了大量的直接观察，搜集了自然界、人体，以及医疗实

践中大量感性材料，并且把观察到的现象进行了初步的整理和描述。例如《黄帝内经》中关于春夏秋冬不同的季节气候，就曾经作过这样的描述："春三月，此谓发陈，天地俱生，万物以荣。""夏三月，此谓蕃秀，天地气交，万物华实。""秋三月，此谓容平，天气以急，地气以明。""冬三月，此谓闭藏，水冰地坼，无扰乎阳。"（《素问·四气调神大论篇》）中医学在上述理论的基础上，又把观察到的现象，进行比较分类，成为取象比类和科学抽象的素材。这实际上也就是中医学理论与临床医疗和摄生赖以存在发展的科学事实根据。由上述事实看到，观察对中医学理论与实践的发展，确实起着十分重要的作用。

为了使中医学理论及临床诊断治疗建立在切实可靠的基础上，为了使比较、取象比类等理论思维方法取得更好的效果，在进行收集感性材料的观察中，就必须坚持观察的客观性。要做到观察的客观性，首先要做到实事求是，从实际出发。在中医学中，就是要通过望、闻、问、切这些中医传统的观察方法，如实地反映人体在自然条件下的正常和异常的表现。其次，对观察的对象，要做到认真仔细和系统的观察。只有做到以上两点，我们才能占有大量的、系统的、客观的材料和事实，才能为下一步的鉴别诊断和医疗提供实在的根据；也才能为进一步发展中医理论而必须进行的比较、分类、分析、综合，以及取象比类等理论思维打下坚实可靠的基础。

取象比类法在中医学中的运用

中医学中广泛地运用了取象比类的思维方法，大量地根据自然界存在的各种现象来比拟人体和疾病，并由此出发，对中医学的各个领域，做出不同程度的新的推论。例如：

（一）在人体解剖和生理方面

古代医学家们虽然也曾讲道："若夫八尺之士，皮肉在此，外可度量切循而得之，其死可解剖而视之……"（《灵枢·经水》）。但是，由于当时的生产力和自然科学都还比较落后，因此，对人体各部分的生理功能，就不能不更多地借助于取象比类的方法，把观察大自然万事万物所得到的一些事物的性状和知识，类比到人体上来。像《黄帝内经》有些篇章中所说的那样：天有什么，人有什么；地有什么，人有什么。这种朴素的类比法，虽然有些简单、机械，但毕竟反映了古代医学家已经认识到人与天地相适应，人和自然存在着密切的联系。上述类比的结果，有一些是牵强附会的，然而大部分的类比结果，经过长期的实践验证，至今仍然还是很有价值的推理和结论。比如，在人的机体生理方面，中医学以阴阳学说为指导，用昼夜时序交替的自然现象，阐述了阴中有阳、阳中有阴的现象；说明阴阳双方是相互渗透和相互贯通的；也说明阴阳作为统一事物的两个方面也是可分的。把这种自然界的现象类比到人的机体中来，指出人的机体的各个部分，也像自然界中的其他事物一样，不仅存在着阴阳两个属性，而且也是阴中有阳、阳中有阴的。诚如《黄帝内经》所说："夫言人之阴阳，则外为阳，内为阴。言人身之阴阳，则背为阳，腹为阴。言人身之藏府中阴阳，则藏者为阴，府者为阳……""故背为阳，阳中之阳，心也；背为阳，阳中之阴，肺也；腹为阴，阴中之阴，肾也；腹为阴，阴中之阳，肝也；腹为阴，阴中之阴，脾也。此皆阴阳表里内外雌雄相输应也，故以应天之阴阳也。"（《素问·金匮真言论》）这些论述，至今对中医学的基本理论和临床实践，还有很重要的意义。

（二）病因病理方面

朴素的类比法是中医学认识病因和病理的主要方法之一。病因方面的六淫学说，就是根据人体疾病过程中表现出来的一系列症状和体征，同直接观察到的自然界中各种事物和现象，进行广泛的联系，然后再进行比较和推导而形成的。以风为例，对于自然界的风，人们通过树梢的摇动，旗帜的飘舞等现象，是可以直接观察到的。通过观察，人们认识到风是一种轻浮的、善动的、多变的东西。有时它很轻微柔和，清风徐来，水波不兴；有时很猛烈突然，狂风骤起，飞沙走石，拔树倒屋。古代医学家把风的这种自然特性，推论到病理变化方面来，指出风者善行而数变，风胜则动，风性向上，易伤人体之上部等。在临床上，凡是游走性关节疼痛、眩晕、抽搐、震颤、头摇、吐舌弄舌、角弓反张、皮肤瘙痒、自觉有虫蚁爬行感等症状，中医学认为，都与"风"有关。由于其病理表现，有类似风的自然特性的症状，故而取象比类属"风"。再加上类比自然界中存在的寒、暑、湿、燥、火五个方面的表现，就形成了揭示致病原因的"风、寒、暑、湿、燥、火"的六淫说。并且，在致病特点上概括为"寒性收引""暑性升散""湿性黏滞""燥胜则干""火性炎上"等。由上述例证可知，中医学借助取象比类，从人们患病的症状及体征上，就可以辨明病因，认识到病理变化，就可以立法处方。这显然是中医学有关病因和病理变化学说上的一个特点。再如病理方面，中医学在认识与研究人体疾病的过程中，也运用了取象比类的方法。《灵枢·五变》说："夫木之早花先生叶者，遇春霜烈风，则花落而叶萎；久曝大旱，则脆木薄皮者，枝条汁少而叶萎；久阴淫雨，则薄皮多汁者，皮溃而漉；卒风暴起，则刚脆之木，枝折杌伤；秋霜疾风，则刚脆之木，根摇叶落。凡此五者，各有所伤，况于人乎！"这段话，就是古代医学家，根据季节、气候变化对不同植物的影响，来类比对不同体质的人的影响。《灵枢·顺气一日分为四时》则以一年春夏秋冬四季的不同属性，来类比一日的旦昼夕夜，用以阐明疾病的转归规律。经文中写道："春生夏长，秋收冬藏，是气之常也，人亦应之。以一日分为四时，朝则为春，日中为夏，日入为秋，夜半为冬。朝则人气始生，病气衰，故旦慧；日中人气长，长则胜邪，故安；夕则人气始衰，邪气始生，故加；夜半人气入藏，邪气独居于身，故甚也。"为古代医学家所阐明的疾病转归的规律，现在已经证明是符合现代科学中的生物钟节律学说的。其他一些有关病理变化理论的阐述，也大多采用了取象比类的方法。如太阳升至极顶，就要开始下降；月亮达到满盈，就要开始亏缺；大寒之后，即是立春；大暑之后，便为立秋。把这些自然界中的现象类比到人体疾病中来，就产生了重阳必阴，重阴必阳；重热则寒，重寒则热；阳胜则热，阴胜则寒等对病理变化的认识。

（三）诊断与治疗方面

中医学认为，诊病要体察自然的变化。天有宿度，地有江河，人有经脉，三者之间是相互影响，是可以类比的。正如《素问·离合真邪论》所说："夫圣人之起度数，必应于天地，故天有宿度，地有经水，人有经脉。天地温和，则经水安静；天寒地冻，则经水凝泣；天暑地热，则经水沸溢；卒风暴起，则经水波涌而陇起。"《素问·疏五过论》中还强调说："善为脉者，必以比类奇恒，从容知之，为工而不知道，此诊之不足贵。此治之三过也。"此外，《素问·痿论篇》中还应用取象比类，从体表五色和不同器官组织的改变所归属的五行，以诊断五藏疾病。如"肺热者色白而毛败，心热者色赤而络脉溢，肝热者色苍而爪枯，脾热者色黄而肉蠕动，肾热者色黑而齿槁。"在中医学治疗原则上，也采用了取象比类的方法，例如古代医学家在治疗原则方面，强调"肝苦急，急食甘以缓之""肺苦气上逆，急食苦以泄之"（《素问·藏气法时论》）等。再如治疗实热亢盛，大便秘结，有面赤升火、舌燥苔黄等症，用承气汤泄下则诸症悉除，谓之釜底抽薪。其他如提壶揭盖、导龙入海等，皆属此类之法。对方剂的命名，也大量运用了类比法，如白虎汤之所以称之为"白虎"，因白虎属西方金神，能呼啸冷风，本方能清火热，所以以此命名；真武汤是因为真武为传说中的北方水神，能震慑水中怪物，本方能温阳利水，治疗水病，故名；舟东丸比拟祛除水湿，犹如顺流之舟，下坡之东，顺势而下，畅通无阻。其他为泻白散、泻青丸、导赤散、泻黄散等，都是按五色应五藏而类比命名的。了解这些，有助于我们从方名上，就可大致推知其功用。

取象比类法的局限性及运用此方法时应注意的事项

前面我们已经讲了取象比类法的作用，以及它在中医学中的广泛运用，同时，我们也要看到，取象比类的方法由于受到时代的限制和其本身并不是中医学唯一的理论思维方法，因而，也存在着它的局限性。这种局限性表现为以下两点。

（1）取象比类方法中所含的朴素类比方法，也是以事物或现象的共性，即它们之间的共同点和相似点为基础的。但是，事物之间和现象之间，既有其相似之处，又有其相异之处。这就使仅仅根据事物或现象的共同点和相似点做出的推理，更多的具有或然性，并不一定都是正确的。

（2）中医学中的取象比类，有一些纯粹是为说明医理的一种表达方式。如《素问·解精微论》中所说的"夫涕之与泣者，譬如人之兄弟"。还有一些疾病的命名，如"马刀侠瘿"等，两者之间并没有内在联系，只能是一种表达手段，这就不能同朴素的类比方法混同起来。至于那些机械的、神秘的、牵强附会的取象比类，更起不到类比方法的作用。

鉴于取象比类方法还存在的局限性，因此在运用这个方法时，就需要：

（1）要注意积累有关对象的丰富知识。在研究中医学典籍和医疗实践过程中，系统的、长期的积累资料，是提高取象比类的推理效果的必要条件。朴素类比方法的运用，也是以已有知识为基础的，因此，我们积累的知识和掌握的资料越多越丰富，在运用取象比类法时，便越能自如。反之，知识面窄狭和资料贫乏，就不能正确地运用取象比类法，甚至会牵强附会，闹出笑话。当然，这也不是科学研究的郑重态度。

（2）要注意运用正确的哲学思想作指导，这是取象比类法提高推理效果的有力保证。中医学中的取象比类方法，之所以能够做出许多正确的推论，一方面是由于古代医学家们对大自然和人体，在实践中进行了大量的直接观察，掌握了较为丰富的知识和资料；另一方面，则是在古代朴素唯物主义和自发的辩证法的指导下，从整体和系统联系、运动发展以及对立统一等基本观点出发而取得的。现在，我们处在一个科学迅速发展、并将有重大突破的时代，中医学也日新月异地向前发展。为了使中医学研究中的传统方法—取象比类，达到一个新的高度，取得更好的效果，我们就要自觉地成为一个辩证唯物主义者，在马克思主义世界观的指导下，为继承和发扬中医学做出应有的贡献。

第二节　科学抽象法

抽象，就是透过现象，深入本质，抽取出事物内在联系的过程和方法。通过科学抽象，人们才能就事物的内部联系对各种现象做出统一的解释，从而把握事物的本质。列宁说："物质的抽象，自然规律的抽象，价值的抽象及其他等，一句话，那一切科学的（正确的、郑重的、不是荒唐的）抽象，都更深刻、更正确、更完全地反映着自然。"作为自然科学分支的中医学，之所以能够在古代历史条件下比较正确地认识人体生命运动，基本上把握人类疾病的本质并做出恰当的处理，就在于它通过采用科学抽象的方法，逐渐地形成了一整套理论体系，又反过来有效地指导着临床实践。以下我们就中医学中所体现的科学抽象过程、科学概念与中医学基本理论形成的关系以及科学抽象的一种特定形式——理想化方法，在中医学中的应用等方面做一初步的讨论。

抽象法与中医辨证

对于抽象思维过程，早在两千年前的《黄帝内经》中就对它进行了一定的论述。《黄帝内经》把人类的整个思维运动过程分成"意""志""思""虑""智"等几个阶段来述：

"所以任物者谓之心，心有所忆谓之意，意之所存谓之志，因志而存变谓之思，因思而远慕谓之虑，因虑而处物谓之智。"（《灵枢·本神》）意思就是说，人的思维器官—"心"接受外界事物传来的信息，引起人们对外界事物的感知和回忆而产生了初步的印象（意），这种初步印象积存起来，重复多次，就可以形成一定的概念（志），这些概念经过人们的分析判断而形成一定的思想（思），根据这些思想就可以进行一系列的推理联想（虑），按照这些推理来正确地处理事物就是"智"。可以看出，这种由"任物"到"存变"又反过来"处物"的过程，正是一个把"感性的具体"转化成"抽象的规定"并进一步形成"思维中的具体"的过程。人类的智慧正是由不断反复抽象而积累起来的。这一过程在中医学中通过"辨证"这一原则具体地体现出来。

"辨证"是中医学认识疾病、探讨疾病本质的基本方法。整个辨证过程就是一系列的抽象思维运动过程。所谓"抽象思维"，并不是凭空想象，而是在掌握了丰富的临床表现，即感性认识的基础之上，应用分析、综合、归纳、演绎等思维方法对这些感性材料进行整理，"将丰富的感觉材料加以去粗取精，去伪存真，由此及彼，由表及里的改造制作工夫，形成概念和理论的系统"（《毛泽东选集》四卷本第 268 页）。中医学的"辨证"就是这样一种应用科学抽象的方法把感性认识上升到理性认识，以求把握疾病的本质，对疾病现象做出正确判断的过程。

例如：某一患者出现欲吐不吐、心烦口渴而喜热饮、恶寒蜷卧、大便稀溏、小便清长、舌淡白、脉沉微等临床表现。这些都只是病人和医生的感觉或印象，属于感性认识的范畴。医生在中医学基本理论的指导下，通过自己的抽象思维活动，对这一系列的感性材料进行一番去粗取精、去伪存真的分析：病人欲吐不吐、心烦口渴似为胸中有热，但恶寒蜷卧、大便溏、小便清又为寒象，本病究属寒证？热证？抑或寒热错杂之证？难下结论。此时再根据较为客观的脉、舌表现来分析分析：脉沉微、舌淡白显然是虚寒之象，再加病人虽口渴但喜热饮，更说明虚寒证的可能性大；至于欲吐不吐、心烦等症状乃是虚阳上扰出现的假热之象。这样，医生的认识便突破了表面现象的局限，而深入到疾病的本质上来，得出"阳衰阴寒证"的结论。

当然，要认识一个疾病的本质，并不是一次辨证，即一次抽象思维运动就能完成得了的。随着用药治疗之后的反应，还要针对新情况进行新的辨证，即进行再次的抽象思维运动，以进一步抓住疾病的本质。上述病例所讲的辨证已经是古代医家经过无数次的辨证才能达到这样的深度，它已经是属于高级的辨证了，并且还将随着医学科学的发展而继续深化。由此可见，中医学的辨证过程，正是一个"从现象到本质，从不甚深刻的本质到更深刻的本质深化的无限过程"（《哲学笔记》）。科学抽象过程是一个艰难的、曲折的历程，古代医家必须投身到医学实践中去，详细地占有材料，然后进行艰苦的逻辑思维运动，才能取得对各种疾病本质的真切认识。中医学的理论体系和各种辨证纲领都是历代医家在长期与疾病做斗争中采用不断抽象的方法总结出来的，是他们心血的结晶。我们必须努力继承下来，并用现代科学的知识和方法加以整理和提高，进一步阐明它们的实质。

科学概念与中医学基本理论

科学抽象的结果，即形成概念。概念是反映事物本质属性的一种思维形式，它"已经不是事物的现象、不是事物的各个片面、不是它们的外部联系，而是抓住了事物的本质、事物的全体、事物的内部联系了"。（《毛泽东选集》四卷本第 262 页）各门自然科学都有自己一系列的基本概念，中医学也是如此。例如，中医学中就有"阴阳""五行""精气""藏府""经络""正气""邪气""寒热""虚实""表里"等基本概念。这些概念反映了中医学研究对象的基本属性及其运动变化规律。

概念是经过科学抽象逐步形成的，它是抽象思维的一个重要成果。由于概念经过了理性的加工而撇开了具体事物的现象，它已经不再具有表象的生动性、直观性，而是具有抽象性质的理性认识形式。但是，它的内容不是更贫乏而是更丰富了。例如前一节中所讲的"阳衰阴寒证"这个概念，就是从疾病现象中抽取概括出来的一个概念。从形式上来看，它非常抽象，却深刻地反映了这一病人的疾病的本质。这一疾病过程所表现出来的各种症状和体征都可以通过它得到较为圆满的解释：恶寒蜷卧是阳气虚衰、寒邪收引而出现的现象；大便稀溏、小便清长为阳虚藏府功能衰减不能温化寒湿所致；舌淡白是阳气衰弱不能温运血脉致使心苗不荣；脉沉微为阳虚不能鼓动心脉所致；而欲吐不吐、心烦为阴寒之邪盛于下、虚阳扰于上，阴阳不相济所致；至于口渴一症，为阳虚不能运化津液，津不上承所致。由此可见，"阳衰阴寒证"这个概念已经具有了丰富而深刻的含义，它既能反映这一特定疾病的各种现象，又能反映这一疾病各种现象的本质联系，体现了具体和抽象的高度统一，医生通过它就能掌握这一特定疾病的全体。所以，列宁说："自然科学的成果是概念"（《哲学笔记》），"概念是帮助我们认识和掌握自然现象之网的网上纽结"。

任何理论都是由概念体系组成的。一个新理论的产生，必须有几个新概念作为它的先导；一个科学理论如果没有几个新概念作为它的逻辑出发点，就失去了它独立存在的意义。因此，概念的形成和发展对于各门自然科学理论的形成和发展有着极其重要的作用。在自然科学史上，概念的形成和发展促进了理论的形成和发展，有着各种各样的情况。

有的是将长期混淆不清的概念区分开来，从而使科学得到了迅速的发展。例如《黄帝内经》成书以前，人们对"藏""府"概念的认识是混乱的。他们"或以脑髓为藏，或以肠胃为藏，或以为府，……皆自谓是"。《黄帝内经》对此进行了区分。指出："所谓五藏者，藏精气而不泻也，故满而不能实；六府者，传化物而不藏，故实而不能满也。"（以上引文皆出自《素问·五藏别论》）这样，就把混淆不消的藏府概念区分开来了。后世医家据此提出了"六府以通为用"的原则，并用于指导临床上对六府为病的治疗，取得了很好的效果。特别是前几年在中西医合作的实践中，用这个原则来指导治疗西医学中的"急腹症"，解除了不少病人的外科手术之苦，促进了医学的发展。

有的是用正确的概念代替了错误的概念，从而促进了科学的深入发展。例如明代末年医学家喻嘉言发现《黄帝内经》中"秋伤于湿"的提法是概念性的错误，按《黄帝内经》精神四时六气各有所主的观点，应为"秋伤于燥"。从而提出"秋燥论"，从病理上说明了燥邪伤肺所出现的一系列临床表现，制定了"清燥救肺汤"治疗肺燥证。喻嘉言在此基础上指出燥气终属于热，燥为金气，"金位之下，火气承之"，燥成则从火化而为热。这种观点给后世医家特别是温热学派以很大影响。清代名医叶天士就指出燥邪伤人，均是肺先受病，治肺当用辛凉甘润之方，都是在喻氏纠正了"秋伤于湿"的错误概念而提出"秋燥"的正确概念的基础上发展起来的。

有的是在新的事实面前引入了新的概念，从而使理论获得了重大的进展。例如明朝末年温热病流行，一般医生都以治"伤寒"的治法治疗。而吴又可则根据新情况深入观察，从而指出此类疾病已非伤寒，乃是感受天地间另一种疠气所致，于是提出"温疫"的概念，著成《温疫论》一书，指出了温疫既不同于一般外感，也与伤寒有着明显的区别，并详细地探讨了温疫病的传变特点，建立了一个比较系统的温疫病辨证施治纲领，发展了中医学理论体系，并对后世温病学派的发展起到了一定的促进作用。

还有一种情况是把一门科学的新概念移植并渗透到其他学科中去，

成为促进科学发展的有力杠杆。医学史表明，医学科学的发展往往是建立在其他自然科学的发展基础上的。医学理论的形成和发展多数得力于引进其他自然科学的新概念。例如西医学的发展就是不断地引进生理学、解剖学、生物学等其他自然科学发展的新概念如"血液循环""反射弧""器官""细胞"等而有了长足的进步，从而使西医学由原始的"液体病理学"和"固体病理学"发展为"器官病理学"和"细胞病理学"。此后又引进"稳态""应激"等生理学概念而建立了"稳态学说"和"应激学说"等新理论。

同样，中医学理论的形成和发展也是建立在古代自然科学发展的基础之上的。由于当时的自然科学是和哲学融汇在一起，因此中医学所引进的基本概念就不能不具有古代自然哲学的特征。例如，"阴阳"这个概念，本来就是先秦时期自然科学发展并高度抽象而形成的哲学概念，但它却对中医学理论体系的形成和发展产生了巨大的作用。古代医家把这个包含着丰富辩证法思想的阴阳概念运用到医学上来，说明人体生理功能和病理变化的本质。"生之本，本于阴阳"，所以"治病必求于本"，即探求阴阳的运动变化。这样，阴阳概念的引进就使中医学的理论体系牢牢地建立在朴素的辩证法思想基础之上，两千年来正确地指导着历代医家的临床实践和推进着医学理论的发展。我们在前面举例中所说的"阳衰阴寒证"中的"阴""阳"就是这样来的。如果没有阴阳这一对矛盾概念的引进，就不可能抽象出这样含有丰富辩证法思想的、可以正确地反映疾病现象的本质的证候概念来。

当然，我们也必须看到，阴阳概念是在"自然界还被当做一个整体而从总的方面来观察"的时代背景条件下被抽象出来的，这种抽象主要是依靠人们对自然界各种事物的观察和体验。当时的自然科学"还没有进步到对自然界的解剖、分析、自然现象的总联系还没有在细节方面得到证明"（《自然辩证法》）。在这种时候，阴阳概念"虽然正确地把握了现象的总画面的一般性质，却不足以说明构成这幅画面的各个细节；而我们要是不知道这些细节，就看不清总画面"（《反杜林论》）。因此，中医学中的阴阳概念还需要向"思维中的具体"进一步发展和深入，还需要我们用现代科学的知识和方法，在辩证唯物主义指导下，从自然界本身不同层次的物质运动方面进行深入的探讨，使其在细节方面得到科学的实证。我们相信，一旦阴阳概念在细节方面得到验证，它将会发挥我们预想不到的巨大作用，促进医学科学研究的重大突破。

总之，概念作为科学认识的结晶，将会随着人们对自然界认识的广度和深度不断发展和深入，其内容也将在实践的基础上不断得到丰富和补充，并反过来促进科学理论的发展。

理想化方法与中医理想模型

理想化方法，是科学抽象的一种特定形式。它具有纯化理论体系的作用。理想化方法最主要的特点是建立"理想模型"。"理想模型"是便于科学研究而建立起来的一种高度抽象的理想客体。它的特点是，突出地反映客观事物的主要矛盾或主要特性，而忽略掉其他次要矛盾或其他方面的特性。中医学远在两千年前就自发地运用了这种方法来对人体这个最高级最复杂的客体进行研究。其中"藏象学说"就是一个典型的"理想模型"。

中医学把自然哲学中的五行概念引进医学，并不仅仅是就五行论五行，而是以五行之间的生克制化关系来类比说明自然界气候运动变化规律和人体生命系统的运动变化规律，从而形成一个自然界气候系统的理想模型—运气学说，和人体生命系统的理想模型—藏象学说。并把两个学说有机地结合起来，说明"人与天地相参应"的内在联系和探讨人体健康与疾病的本质。其中特别是藏象学说，它抓住了人体阴精阳气这对最主要的、贯穿于整个生命过程的基本矛盾及其运动变化所体现的五种属性，而暂时地忽略掉由历史条件限制而无从了解的人体内微观方面的组织结构及其机能的各种特性。这个理想模型在一定程度上反映了人体既适应外环境的变化又保持着内环境的相对稳定和平衡的功能。它的每一种反应状态并不是指简单的形态和结构的变化，而是指整个有机体的综合反应。它是以不打开人体黑箱而通过外在表现以观察内藏功能活动的方法来研究人体生命现象的。这就不自觉地摆脱了形态结构方面研究条件的限制，而采用了综合性的功能研究的朴素系统论、信息论、控制论的研究方法，从而造就了中医学理论的独特体系。

理想模型只在人们的抽象思维中存在，现实世界中是没有的。中医学的藏象学说就是这样。虽然它在建立时所采用的心、肝、脾、肺、肾等概念含有来自初步的解剖学的形态结构成分。但是，当这些解剖学概念一经和五行学说中的木、火、土、金、水的属性概念结合起来应用时，便失去了它们的解剖学内涵而基本上转化为功能状态的内涵，从而成为一系列病理生理学概念。因此，如果只试图从西医解剖学、组织学的角度来阐明藏象学说的本质，采取对号入座、生搬硬套的方法是不能达到理解目的的。

藏象理想模型的建立，大大地促进了中医学理论体系的形成和发展。古代医学家把这个理想模型放在医疗实践中不断地进行检验，不断地充实它、丰富它。继《黄帝内经》之后，后汉医学家华佗著《中藏经》（实际为六朝人托名的），唐代医学家孙思邈著《千金要方》，宋代医学家钱乙著《小儿药证直诀》，金代医学家张元素著《医学启源》等，把他们在临床医学实践中的体会和经验直接和藏象学说结合起来，使这个理想模型逐渐地充实和完善起来。

同样应该指出的是，应用五行学说所建立起来的理想模型，必然和客观实体，特别是人体这个最高级、最复杂的客体存在着一定的差异。再加上模型本身主要是直观的、属性的抽象，基本上完全脱离了实际人体的形态结构的影响。根据结构和功能对立统一的辩证观点，如何在更深的层次来综合验证藏象理想模型的结构基础，则是我们应该努力完成的任务。现代自然科学的高度分化与高度综合为我们创造了这种深入研究的条件。所以，我们相信这种模型和客体本身的差异将会逐步地减少。虽然这个过程永远不会穷尽，但我们将在此基础上一天天地接近真理。

第三节　假说与验证

所谓假说，就是人们对新的事实的本质和规律进行推测性说明的一种理论思维形式和逻辑方法。假说具有两个显著的特点：第一，有一定的观察材料和已被证实了的科学理论作为根据，具有一定的科学性；第二，有一定的推测性，而这种推测，是逻辑的论证。因此，假说决不能理解为毫无根据的胡说、臆说，它本身就是科学性和推测性的辩证统一。假说要上升为科学理论，必须经过实践的验证。

假说在中医学发展中的作用

假说是自然科学发展过程中一种重要的理论思维方法，是科学理论形成的桥梁和途径，是科学的发展形势。恩格斯说："只要自然科学在思维着，它的发展形式就是假说。"（《自然辩证法》）中医学当然也不例外，它的理论体系的形成和发展，都离不开在实践中提出假说，再把假说放到实践中去验证这种形式。

那么，假说在中医学发展中起着什么作用呢？

首先，假说是推动中医学发展的一种形式。中医学的产生和发展，除受到生产力发展水平的限制和社会制度、阶级利益、意识形态的影响外，它作为一种知识体系，还有它自身的独立发展过程，有它自身的内部矛盾运动，如新事实与旧理论的矛盾，即旧理论不能说明新事实，在这种情况下，必须要运用假说，以图在实践中解决这个矛盾，使理论获得发展。中医学中学派的创立和争鸣，从某种意义上说，也包含有假说的成分。在金元时期，连年战乱，人民劳苦，百病丛生。这个时期医学发展的情况是，一些医家一方面从实际经验出发，提出了"古方新病，不相能也"的主张。另一方面积极钻研中医经典著作，各持一说，各据所得，提出各种学术主张。在当时比较著名的有刘完素的"六气皆能化火说"；张从正的"病由邪生，攻邪已病说"；朱丹溪的"阳有余阴不足说"；张元素的"藏府辨证说"；李杲的"脾胃内伤说"；王好古的"阴证论"等。由于他们所处的地区不同，所观察到的病种现象亦各异。因此，这些不同的学术主张，其主导面是正确的，但某些方面自然有其"所偏"和局限性。然而这些学术见解在客观上活跃了当时的学术空气，打破了长期以来"墨守成规""泥古不化"的沉闷局面，造成了医学上争鸣的势态。新假说的提出，意味着"独树一帜""标新立异"，不用说来源于实践的迫切需要，就是出于医家的职业责任心，也是一种无声的命令、冲锋的号角，驱使有志者参加论争。恩格斯说：假说"包含着一切继续进步的起点"。这对医家来说，无疑又是一种有力的鞭策，为了提出假说，必须倾尽自己全部聪明才智，为了捍卫假说，不惜耗尽毕生精力。他们在假说之林中争鸣，在争鸣中不断创新，其结果必然促使中医学获得全面迅速的发展，河间学派和易水学派后来分别成为中医学术理论上两个重要的派系。

其次，假说是建立中医学理论的中间环节。科学的任务就是要不断探索未知，发展知识。而经验知识只有在借助理论形成统一整体时，才能成为科学的知识。因此，通过理论可以区分本质和现象的联系，解释和概括各种知识，并预言新知识的获取途径。中医学中的假说大多是历代医家根据自己对前人医经、医方的理解和长期临床实践，用类比、归纳、演绎、分析和综合等一系列逻辑思维方法，对人体的生理、病理、诊断和治疗等一系列问题做出的一些带有推测性的理论说明。尔后，经过实践的反复验证，再形成科学理论。例如温病学说的产生和发展，在《黄帝内经》《难经》中对温病有所认识，张仲景的《伤寒论》也有所论述，但《伤寒论》主要是论述伤寒，而对温病研究不够。后世医家又多"法不离伤寒，方必尊仲景"常用伤寒之法治温病，效果往往不佳，甚至转成坏病。到了宋代，开始出现补伤寒之不足，其实就是温病学说的早期假说。医家庞安常明确指出："温病误作发汗者，九死无一生。"朱肱在《类证活人书》中指出："桂枝汤自西北二方居人，四时用之无不应验，自江淮间，唯冬及春初可行，自春末及夏至以前，桂枝证可加黄芩半两，夏至后桂枝证加知母一两石膏二两，或升麻半两，若病人素虚寒者，正用本方，不再加减也。"这种因时、因地、因人而异的加减治疗主张，虽然认识到"温病不能混称伤寒"，但对温病的研究仍没有脱离伤寒学说的范畴，对温病的认识仍处在假说阶段。到了金元时代，刘河间根据治疗外感热病的经验，明确指出温病"用辛温大热之药，纵获一效，其祸数作……其病转甚"。并主张用辛凉之法，表里双解，治疗温病，从而在治疗实践上，首先突破了伤寒学说的束缚。尔后，清代名医叶天士，在他的《外感温热篇》中首创"卫气营血"为温病辨证论治纲领。从病因、感邪途径、病变部位、传变趋势等方面与伤寒学说严格区别开来，用"卫气营血"将温病分为四个发展阶段，以辨别病情的深浅轻重。并拟定了"在卫汗之可也，到气才可清气，入营犹可透热转气，入血犹恐动血耗血，直须凉血散血"的治疗大法，有效地指导温病的临床实践，揭示了温病发生发展变化以及诊治规律，确立了温病学说的理论体系。

再次，假说是组成中医学理论体系的重要成分。由于人类认识真理的历史局限性，决定了科学理论不可能一蹴而就地创立和形成。正如恩格斯所说："我们只能在我们时代的条件下进行认识，而且这些条件达到什么程度，我们便认识到什么程度。"在一定历史条件下创立的理论体系，其中不可避免地存在着假说，有些假说在较为短暂的时间内又无法得到科学验证，如中医学中的运气学说、子午流注学说，现阶段的科学水平和已有知识，还不能揭示它们的内在本质。这一事实说明中医学理论体系中仍然存在着一些假说，并且在新的历史条件下还可能不断地提出新假说。因此，中医学同其他任何科学理论体系一样，不能没有假说。中医学中存在着假说，说明中医学理论体系的开放性和充满了生机。不少有经验的医学家，也总是乐于使用这种手段，把研究工作引向深入。

总之，和整个科学史一样，中医发展史实际上就是医学观念的发展、医学假说的提出和更新的历史。越是思想活跃、学术争鸣的时代，越是历史性突破的关键时期，假说的形成和数量愈多，范围愈广，中医学的理论和实践就能向前大大地跨进一步。

中医学中假说的形成及其运用

中医学中假说形成具有坚实的基础。一方面，它与古代的自然科学（如天文、地理、气象、数学、农业、制器技术、冶炼、手工业等）、古代社会科学（如政治、军事、文化、艺术等）、古代哲学思想有最广泛的联系；另一方面，它以医疗实践奠定了科学事实的根据。形成方式，归纳起来大约有三种：①移植引进。在初创时期，来自古代的哲学思想，如《黄帝内经》中的阴阳学说、五行学说等，通过移植引进，使中医由经验上升到理论，发生了深刻的变化。当然，引进，并不是原封不动地照搬，而是根据医疗实践的特点进行消化吸收。②归纳综合。

达尔文说："科学就是整理事实，以便从中得出普遍的规律和结论。"中医学中有的假说来源于医疗实践，是临床观察的产物。归纳，就是力图从许多个别的观察事实中概括出一般规律。综合，就是将观察对象的各个部分、各个方面和各种因素联系起来思考的一种方法。在归纳和综合观察事实的基础上，再经过演绎推理，才形成假说。这一类假说以子午流注学说为代表。③类比推理。类比是中医学假说形成的重要途径之一。古代医学家在观察人体内外环境的动态变化时，以"近取诸身，远取诸物"的类比法，把在天、在地、在人的各种纷繁现象，按照五行学说的五位排列起来，形成了"五位相合"的假说。总之，形成假说的情况是多种多样的。但有两点是必须具备的：其一，以一定的事实材料为根据，这是提出科学假说的必要前提。其二，要辩证思维。否则，即或掌握了一大堆材料，发现了一些新的事实，也不一定能提出科学假说。中医学家之所以能够通过多种途径提出假说，发展中医学理论，正是他们广泛运用辩证思维所结成的丰硕成果。

假说在中医学中运用得较多，如：①用以说明生理、病理现象。人们为了说明医疗事实和生命现象，所依据的材料又相对不足，或需要了解各种现象之间的联系，其本质又未能真正把握，这时运用假说对它们进行解释是非常必要的。例如对鼓胀病的病因探讨，李杲、朱丹溪提出"湿热论"，赵养葵、孙一奎提出"火衰论"，喻昌提出"水里气结血凝说"，各持所论，各拟其法，均对临床有一定的指导意义。②用以阐述临床经验。例如朱丹溪认为相火之常，属生理，所谓"人非此火不能有生"；相火之变，为病理，所谓"相火妄动"。他认为相火易于妄动，能损及人身难成易亏的精血，发生疾病，他依据"相火论"提出了"滋阴降火"之法，并创制了大补阴丸、琼玉膏等至今仍被常用的有效方剂，从而使"相火论"的假说有了临床实践的坚实基础。③在构成中医学理论体系中所起的作用。例如阴阳学说，原是对错综复杂的自然现象高度综合、高度抽象的产物，集中地反映了事物矛盾运动的内在本质和一般规律，充满了朴素的辩证法思想。可以说，移植引进阴阳学说，对中医学理论体系的形成，具有战略性意义。它作为一种高度抽象的科学概念，使中医学理论有了最一般、最本质、最普遍的逻辑出发点和辩证思维的逻辑特点。其作用至少有三点：第一，执简驭繁，提纲挈领。如《景岳全书》说："医道虽繁，可一言以蔽之，曰阴阳而已"；第二，为医学理论体系提供了辩证统一的认识论，使之贯穿着矛盾运动、动态平衡的对立统一性；第三，由于阴阳学说的高度抽象性，在当时它不但能指导医学，而且能指导其他自然科学，使最初的各种学科互相影响、互相作用，并统一在自然哲学的母体之中。因而导致了中医学理论中"人与天地相应"的整体观。同时，阴阳学说和五行学说又是各种自然科学间交流的内在依据和基础。

中医学中假说的验证及其发展

假说一旦形成，就面临着实践的检验。中医学由于时代的局限，没有现代化的科学实验作为基础，因而验证假说的途径主要靠临床实践，主要标志则是看医疗效果。正如一位加拿大学者说："假使理论和实践经过一百万次证明都是统一的，那这是科学还是不科学呢？"（摘自《新中医》杂志 1981 年第 5 期第 56 页）当然应该是"科学的"。因为这种理论能指导临床，能获得预期效果，说明主观正确地反映了客观。中医学中的假说几千年来受临床实践检验，在宏观范围内证明确实是科学理论。在这个意义上，可以说中医学的临床实践就是千千万万人体的直接实验。

假说的验证，实质上是假说的发展前途。中医学假说经过实践的验证，发展前途一般有以下几种情况：①原有的假说大致是正确的，但某些方面不具体或不确切，在医疗实践的基础上再提出新的假说，进一步修正、完善、丰富和发展。如"六气致病说"，虽然在古代就比较科学地提出了病因学说，但分类不够确切具体。到了《黄帝内经》时代，提出了"六淫致病说"，即风、寒、暑、湿、燥、火乘虚侵入人体成为发病原因之一，较"六气致病说"具体清楚得多。后代医学家又以藏府内伤，增加了"内生六淫说"与之羽翼，概念更加清晰明确。经过历代医学家的临床验证，假说不断向前发展，更加有效地指导了临床实践。②原有的假说在医疗实践中没有多大的临床价值，因而被淘汰。如对三焦的研究，人们先后提出了"无形三焦说""腔子三焦说""胃部三焦说""油膜三焦说""三段三焦说"等，除"三段三焦说"在温病辨证中有临床价值外，其余的很少使用。③原有的假说一经提出，就得到了临床医疗实践的承认，因而被完整地保留下来。如温病学中"三焦辨证"提出后，立即被临床所采用，并在实践中逐渐丰富和完善起来。④有些假说我们暂时对它还不理解，或不能真正理解，如"运气学说"，目前对它的本质尚未研究清楚，我们就不能断然下结论或者是轻易地抛弃，应该留给以后的实践去验证。

当然，实践鉴别假说的正确与否也是相对的。因为实践是受历史条件限制的，时代不同，实践的内容也有所不同；验证假说还要有一定的检验时间。有些假说，虽然风靡一时，最终不见得是真理；有些很有前途的假说，由于当时科学水平所限，被人们看成是胡说，多少年后在新的实践中获得了新的生命力。如针灸学中的"子午流注"的夭折和今天重新被重视，就足够我们吸取经验教训了。

在这里还必须指出的是，中医学临床验证也是一个十分复杂的过程。中医学治疗疾病要想取得预期效果，取决于下列条件：

（1）搜集的材料是否完全和真实。如气候、病因、性别、年龄、性格、症状等是否全真。

（2）辨证是否准确。

（3）立法是否正确。

（4）选方是否合适（包括剂型）。

（5）用药是否贴切。

（6）药物的质量是否地道（因为药物有人工培养和天然生长的区分）。

（7）药量是否恰当。

（8）配伍是否严谨。

（9）剂量是否足够。

（10）煎药是否合乎要求。

（11）服法是否适当。

（12）治法是否适宜（如方药、针灸、按摩、外治导引等方法）。

这说明中医学的临床验证是受多种因素制约的。

总之，假说从实践中来，又回到实践中去接受检验，并随着实践的发展而发展，这是假说发展的规律。但是，缺乏辩证思维的人，往往不能正确对待假说。有的人认为中医学中存在着不少假说，而且有些假说至今还未得到现代科学实验的证明，仍处在经验推导阶段，武断地认为中医学就是"假说"，"玄"得很，不科学。而另外有人又拒绝承认中医学中有假说存在，认为中医学本身就是完全科学的，就是"宝中之宝"，否则早就被淘汰了。这两种看法都是十分片面的。前者把假说混同于谬误，后者把假说混同于真理，二者殊途同归，都是取消认识的中间环节，否认假说的重要作用，其结果都不利于科学的发展。因此，对中医学中的假说，既不能因其实验证据不足，简单粗暴地否定，采取鄙视、讥笑的态度，也不能因循守旧，抱残守缺，满足于古代朴素、直观、推测的状态。有志者，应该运用现代科学知识、技术和方法，对中医学理论体系中的假说，加以整理、研究、充实和提高，吸取精华，去其糟粕，使中医学增加异彩，为人类健康做出更大贡献！

第四节　朴素的控制论

控制论是研究一切控制系统的结构共性和一般控制规律的科学，是20世纪40年代末期产生的一门新兴的边缘学科。它的产生，对当代科学技术的发展起到了积极地促进作用。首先，它是自动控制、电子技术、无线电通讯、神经生理学、数理逻辑、统计力学等多种学科和技术互相渗透的产物，这就促使科学向更广的范围和更深的程度发展，加强了整体化研究的趋势；其次，控制论既突破了动物和机器的界限，又突破了控制工程与通信工程的学科界限，这就打开了人类科学研究的一个更广阔的领域，在理论与实践上意义深远；再次，它把功能模拟法、系统法、信息法、反馈法等新方法自觉地运用于控制和通讯系统的研究，突破了传统方法的束缚，为方法论带来了革新。因此，自控制论产生以来，已被广泛地应用到工业、农业、国防及现代医学等各个方面，并取得了显著的成效，产生了较大的影响。

中医学是我国灿烂文化的重要组成部分，"是一个伟大的宝库"，曾对中华民族的繁衍昌盛做出过巨大贡献。但是，面对现代科学迅猛发展的今天，中医学应如何继承、如何发展、如何创新，是摆在我们这一代人面前的迫切问题！为了加快中医学发展步伐，把其与控制论、系统论、信息论等多学科结合起来研究是完全必要的。

我们认为，中医学中包含有丰富的、朴素的控制论思想和方法。控制论采用综合的方法，比较重视客观世界各种物质运动形态的共同规律，认为构成控制系统的基本条件是系统的整体性、信息变换传递和各部件的内在联系。"黑箱"理论有其本身的特点，而中医学注重综合，以整体观、动态观和强调藏府间的生克制化关系为特点，它是一种不打开"黑箱"来控制人体的医学体系。实际运用中，考虑被调查量（症状变量系统）时，可以在不干扰人体正常生命活动的情况下建立系统，取得完备的资料。这就找到了两者的共同点和相似点，使研究具备了一定的基础和条件。

当然，还应指出，控制论与系统论并不是各自孤立的。中医学朴素的控制论思想和方法与朴素的系统论思想和方法是不可分离的。控制是对系统的控制，系统是控制的系统。二者是紧密联系在一起的。

控制论的基本特点与中医学的关联

控制论一词是从希腊语"舵手"借用而来的。它在研究机器与动物的控制和通讯理论的同时，又将两者之中的某些机制加以类比，从而抓住了一切通讯和控制系统所共有的特点，在此基础上进行概括而成。这个共同的特点，就是信息变换过程。因而与控制论同时形成的信息论便是控制论的基础。为此，我们先要弄清楚什么是信息和信息方法。

信息和信息方法

信息是泛指消息、情报、指令、数据、密码、信号等有关环境的知识，它能够通过直接或间接的方式，被人所感知，具有知识性和传递性。就一般意义来说，信息是系统确定程度的标记。信息方法，就是运用信息的观点，把系统看作是借助于信息的获取、传送、加工、处理而实现其有目的性的运动的一种研究方法。信息和信息方法是控制论的基本内容之一。从控制论看来，藏象学说中的"象"，可看成是体内藏府形态和功能表现于体表的信息。王冰说："象，谓所见于外，可阅者也"，是把"象"视为信息的最好说明。中医的"气"，固然有多种含义，其中一种含义就是指"信息"。《黄帝内经》指出的"善言气者，必彰于物"（《素问·气交变大论》），"得气如故""气至如故"（《素问·离合真邪论》）中的气就有信息的含义。而经络中的经脉、络脉、穴位等与信息论有密切关系。辨证论治则可用信息方法来分析。

关于"黑箱"理论

"黑箱"理论是指控制论用以认识、观察、改造客观事物的一种方法。其定义是：给定一个研究对象，从外部对它进行一组试验，根据试验结果及有关数据，得出关于对象内容的推理。它从整体认识局部的方向为人们提供了一条重要的途径。尤其对某些内部结构非常复杂的系统以及在分解系统过程中会严重干扰本身结构的系统，"黑箱"理论提供的研究方法，特别有效。它要求在研究过程中，注意不破坏黑箱的结构，对比输入和输出的信息时，尽量避免意外的干扰。中医学正是采用一种不打开黑箱的方法来调节、控制人体的医学体系。其阴阳学说、藏象学说、辨证论治等均具有多种调节黑箱的方法。

反馈原理

所谓反馈，又称回授，是指把系统输送出去的信息（又称给定信息）作用被控对象后产生的结果（真实信息）再输送回来，并对信息的再输出发生影响的过程。维纳认为，反馈的特点就是"根据过去的操作情况去调整未来的行为"（《维纳著作选》上海译文出版社，第48页）。反馈的结果，如果有利于加强输入信息的称为正反馈，反之称为负反馈。控制系统与被控制对象之间可以相互利用，构成闭合回路，此又称为耦合。耦合是在反馈回路的基础上才实现的，故又称为反馈耦合。阴阳、五行、藏府、经络等存在的反馈现象，具有较丰富的内容。

同构理论

生物控制论说："有能力把问题化为同构系统的问题，虽然还不足以给出绝对可靠的结果（因同构只能在一定的范围内有效），但毕竟还是对研究工作者最有用而又最实际的一种帮助。在科学上时刻都要用到同构的概念"（W. R. 艾什比.《控制论导论》，科学出版社1965年版第 90 页）。控制论利用在不同对象中寻找所谓同构性的方法来分析和揭示自然系统和人造系统中所进行的信息整理过程和控制过程的一般规律性。而同构系统，具体是指的质料不同，但形态和格局相似，可以类比模拟的一系列事物。《黄帝内经》中指出的"援物比类""别异比类"（《素问·示从容论》），以及五行学说中广泛采用的"取象比类"的方法，均与同构系统相似。

中医学基础理论与控制论原理

中医学基础理论中包含有不少朴素的控制论思想和方法。这里主要对阴阳学说、五行学说、藏象经络学说、病因病机学说、辨证论治等诸方面与控制论原理的相似之处进行阐述。

阴阳学说与控制论原理

人体最基本的控制调节，是阴阳的消长不超过一定的限度，维持着相对的动态平衡。若阴阳双方在人体维持着相对的平衡状态，则是正常的生理现象；若偏离了正常状态，失去了平衡，则属病理现象。《黄帝内经》所说"阴平阳秘，精神乃治，阴阳离决，精气乃绝"（《素问·生气通天论》）和"阴胜则阳病，阳胜则阴病，阳胜则热，阴胜则寒"（《素问·阴阳应象大论》）就表明了这种平衡现象。那么，机体出现病理现象后，如何才能达到平衡呢？《素问·至真要大论》把调节原理概括为"谨察阴阳所在而调之，以平为期"。可见中医学诊治疾病的过程，即是使病人由"阴阳失调"转化到"阴阳平衡"的过程。这种调节原理正是控制论中的负反馈调节。负反馈调节是控制黑箱的一种基本方法。其优点在于：尽管有时候不清楚需调节的黑箱偏离正常状态的原因，也不清楚调节者能使所调黑箱趋向正常的实质性原因，但我们仍能采取有效措施，通过调节者，使黑箱恢复到正常状态。

负反馈调节的基本原理能在中医学中被广泛运用，其关键在于它运用了"阴阳"来掌握症状变量的方向性这一特点。如八纲辨证中，当进行"阴证"和"阳证"的辨证时，即以人体正常状态为目标值，以阴阳为中心，将症状变量从正反的方向区分出正负目标差来，这就抓住了辨证的根本。又如诊断中，望诊见爪甲色青、面白舌淡者属阴，见面唇色红、指甲色红、舌质红绛者属阳；闻诊听声音洪亮者属阳，低微续断者属阴等。这就找到了症状可辨状态的规律性。药物运用时，若总结归纳出调节者对被调节者的方向性作用，认识了大部分药物的方向性性质，就可提高使用药物的确定性。在治疗方面。阴阳学说系统地将负反馈调节法应用于控制人体，并在实践中创造了一系列调节技术。如《素问·至真要大论》说："散者收之，抑者散之，燥者润之，急者缓之，坚者软之，脆者坚之，衰者补之，强者泻之。"又说："高者抑之，下者举之……损者温之。"针对不同的病证，采取不同的治法。

上面，是对阴阳辨证的负反馈调解法的具体分析，这是一个重要方面，但也还有其他的方面。如《黄帝内经》说："夫脉之大小滑涩浮沉，可以指别；五藏之象，可以类推；五藏相音，可以意识；五色微诊，可以目察，能合脉色，可以万全。"（《素问·五藏生成篇》）"善诊者，察色按脉，先别阴阳。"（《素问·阴阳应象大论》）说明了把病因致病、治疗方法作为调节手段来测试和观察病人这个"黑箱"的缘由。又如，《伤寒论》的六经提纲，分为三阴、三阳，也属于"黑箱"理论方法。总之，阴阳学说中朴素的控制论思想和方法是丰富的，应该深入进行研究。

五行学说与控制论原理

控制论研究的是物质相互联系中的一类特定的联系形式，五行学说则是研究五类事物间的关系。那么，二者之间的共同点与相似点是什么呢？

先看它们在动态信息方面的联系。《黄帝内经》提出的五行，不仅指五种具体事物，而且更把它们作为万物的基础。同时，更为重要的是，观察到它们在自然界中的运动变化。恩格斯说："我们所面对着的整个自然界形成一个体系，即各种物体相互联系的总体……这些物体是相互联系的，这就是说，它们是相互作用着的，并且正是这样相互作用构成了运动。"五行之间具有相生相克关系，这种关系的相互作用，也就构成了运动。不仅如此，又由于五行各具有相对独立系统的特性，它受外界对它的影响，以及它对外界施加的影响，均只能通过特定的途径输入与输出，这是一个方面。另一个方面是，相生相克维持着事物正常的协调关系，生、克两者是不可分割的。没有生，就没有事物的发生和成长；没有克，就不能维持正常的变化与发展，生、克过程同时存在，交错进行。两个方面结合，不但说明了五行生克确定的信息来源、特定的信息通道及反馈联系，而且具有运行不息的特性。张景岳在《类经图翼·五行统论》中说："造化之机，不可无生，亦不可无制，无生则发育无由，无制则亢而为害。"五行必须生中有制，制中有生，才能运行不息，相反相成。这就进一步阐明控制系统和控制对象间，通过促进和促动两种信息的相互作用，才能实现对整体的控制和调节。石寿棠《五行生克论》说："生为长养，即是阴升；克为制化，即是阳降。然必阴先升而后阳乃降，亦必阳能降而后阴转生。"道出了相生相克的另一种含义，即相生是长养，即是阴升；相克为制化，即是阳降。又据《黄帝内经》所说："阴静阳躁，阳生阴长，阳杀阴藏。"（《素问·阴阳应象大论》）故这里相生为长养，它为生命运动程序储备了一定能量，是一种传递促进信息的过程；反之，相克就成为一种传递促动趋势的过程。以上可看出，相生相克是相互矛盾的两种动态信息。

再谈它们在反馈理论方面的关联。反馈概念，《黄帝内经》中早有描述，《黄帝内经》五行学说中说的"如环无端""谓五行之治，各有太过不及也。故其始也，有余而往，不足随之，不足而往，有余从之。"（《素问·天元纪大论》）和现代反馈理论有其相似之处，而"亢则害，承乃制，制则生化"的论述与反馈理论是一致的。从控制论看来，生克制化实际上就是由控制系统、控制对象所组成的复杂控制系统，对机体的生理活动进行调节和控制，以达到平衡。如果把五行学说中的"生"代表控制讯号，"克"即代表反馈信号，或者把"克"代表控制讯号，"生"则代表反馈信号，那么"制化"本身就有调节控制的含义。对于生克制化过程的反馈联系，我们可以这样来理解：五行可看成五个同构系统，五个同构系统对整体来说，只是五个子系统，每一个子系统都是信息源，也都是信息接收者，或者说每一子系统都是控制系统，也都是控制对象。由于每一子系统处于同时发出或接收相生、相克两种相矛盾的控制信息状态，故当某一子系统发出与接到的都是相同信息时，则反馈作用应该是加强的正反馈；若发出与接到的信息相反，则应该是减弱的负反馈。又因为，每一子系统同时发出或接受相生与相克两种矛盾的控制信息，所以，五行反馈耦合，又可区分为正反馈耦合与负反馈耦合两种形式。对此生克制化与稳态的关系，如《素问·气交变大论》说："夫五运之政，犹权衡也，高者抑之，下者举之，化者应之，变者复之，此生长化成收藏之理，气之常也，失常则天地四塞矣。"强调生克制化是以负反馈为主，通过五行负反馈调节，保持人体阴阳平衡，从而达到了反馈理论中所说的"稳态"。

控制论中所说的稳态，是指在一个有机体或控制系统中，存在着一个有效的机制，它不管产生的原因是什么，都能采取措施，引起一定的反应来消除离开规定标准的偏移。五行生克制化中出现的"太过"或"不及"，也即是出现的一种偏移现象，此时，机体必然引起一定的反应来消除这一偏移，以恢复正常状态，维持人体健康。五行学说的五行归类，用类比的方法来对事物进行概括和划分，实质上也就是采用同构系统的方法。但同构的事物之间，有其联系的基础："神在天为风，在地为木，在体为筋，在藏为肝，在色为苍，在音为角，在声为呼，在变动为握，在窍为目，在味为酸，在志为怒，怒伤肝，悲胜怒"（《素问·阴阳应象大论》）把木与风、苍、角、呼、握、肝、目、筋、酸、怒做了类比与联系，其基础是与木相似的一些特性的类比。这种以类比原则建立的同构系统含义是明显的：①摆脱了事物个性特征的束缚而寻求出共同性的规律，便于把复杂事物进行归类，便于了解事物之间的联系及控制、调节其发展变化。②形成了体内外环境相一致的统一观。按照同构系统的类比关系，可以把藏府、形态、情志等，与季节、气候、方位、时间相联系，便于从这种联系中找到他们之间的一致性。③有临床实践意义。《素问·金匮真言论》说："东方色青，入通于肝，开窍于目，藏精于肝，其病发惊骇，其味酸……是以知病之在筋也。"用同构系统推演，目病、惊骇等证属肝病，而筋病也应从肝论治，治肝病需要酸味药物，可见有利于诊断与治疗。

现代控制理论很强调数学方法，并重视建立数学模型。对于五行学说建立的模型，虽然没有数学符号，但可以把它看成是一个粗略的数学模型。原因是：中医学将自然现象与五藏系统分划为五个另一层次的系统，把肺、肝、肾、心、脾分别用金、木、水、火、土表示，如果把金、木、水、火、土理解为五藏的传递函数符号，那么，五藏既可用五行表示，也可以用数学符号表示，这样，对中医学体现的同构理论的控制论方法就容易理解了。

藏象经络学说与控制论原理

推导联系，是黑箱理论中控制复杂系统的重要方法之一。中医学对这一方法，以藏象经络学说为建立控制人体模型的运用最为突出。古人在实践中体会到，人体的某些症状变量与体表部件不是孤立的，而是有机联系的。这些症状，在疾病的初、中、末期存在有规律的变化：起病时，它们往往同时出现平衡失调现象；病变过程中，一般随着病情起伏；治疗后又同时趋向于平衡。比如，患者因某种原因出现饮食减少、食后腹胀，随之又出现身倦乏力、少气懒言、面色萎黄或苍白等，经服药一段时间后，食欲增加、腹胀减轻，随之身倦乏力、少气懒言消除，面色也转正常。若此种现象在多数病人中反复重演，表明食少、腹胀、身倦、乏力、少气懒言、面色萎黄或苍白等症状之间，存在一定的联系。这些联系的大量存在和被发现，则提示以上变量的背后，隐藏着新的基本变量。新基本变量有一些特点：它们可以影响体表象变量的变化，病因可通过它们起作用，药物可通过它们发生反应。中医学就把显示这些基本新变量的人体部件称为"藏"。"藏"是在人体黑箱内部，不能用四诊直接取得数据的变量，它是运用推导法由象变量推导出来的。藏变量揭示了象变量的规律性变化，刻画了它们的内在联系，是象变之间约束的体现。而根据藏变量所反映的人体生理、病理规律，可分为心、肝、脾、肺、肾五大类，它们就构成了人体黑箱的五个子系统。作为子系统的藏府之间相互联系，又构成一个统一的整体，这个统一的整体有着不可分割的关系。如果系统中的某一局部（如脾系统）发生较小偏移时，系统中的相关部分（如心系统、肝系统）可以通过对它的作用，帮助它恢复平衡。若发生很大偏移，与之相关的部分不能使它恢复平衡，则会引起其他子系统的偏移，甚至导致所有子系统的不断运动，直到恢复平衡，达到"制则生化"的境地。为了使被破坏的相对平衡得到恢复，对于脾系统，中医提出了"益气健脾""疏肝健脾"等符合控制论原则，从整体出发，从五藏的相互联系、相互制约出发，用于临床的治疗原则。

中医学所说的经络，绝不是个别的器官组织，而是涉及全身控制生命活动的整体性的功能系统。从信息论看经络学说，经络相当于人体控制系统，穴位是信息的输入端或输出端，经脉、络脉相当于信息通道。故测量经络的平衡状态，可以诊断疾病；调节经络的平衡，则可达到治疗目的。

经络系统与藏府具有密切联系。如何体现这种联系呢？对于自控过程中具有传递信息和输送能量作用的结构和功能，经络系统做了很好的概括。如《黄帝内经》说："经脉者，所以行气血而营阴阳，濡筋骨，利关节者也"（《灵枢·本藏》），"夫十二经脉者，内属于藏府，外络于肢节"（《灵枢·海论》），"经脉者，所以决能死生，处百病，调虚实，不可不通"（《灵枢·经脉》）。由此可知，古人早已认识到人体存在信息联络和物质运输的通道。把传输、转换信息和输送物质、能量等，从机能上概括为一体，这是一种既简化而又有效的认识方法，也正是经络系统与藏府紧密联系之处。这在理论与实践上具有较大的意义。

病因病机学说与控制论原理

中医学对病因病机认识的特点在于：它从多因素出发，概括了机体内外环境对其机能状态的影响，并针对机体产生的综合性的病理反应来进行研究，这也是一种朴素的控制方法。中医学的病因学是属于辩证的范畴，是经过"审证求因"而达到"辨证论治"的，"审证求因"是其开辟的一条独特的途径，它把致病因素与人体的反应结合在一起，把立足点放在致病因素对人体作用后引起的机体反应性上，以研究疾病的发生发展规律。通过对这种反应性进行辨析来认识致病因素，认识人体的抗病能力及正邪双方斗争的趋势。例如，古代医学家经长期观察环境因素对症状变量的影响，发现反映在人体可辨状态中，具有约束的变化趋势主要有六种，并建立了它们的模型，这就是风、寒、暑、湿、燥、火，称为外感六淫。这种模型，与"证"有密切关系。"证"将在辨证论治部分讨论，这里不再赘述。"审证求因"方法的长处，是根据"证"中反映诸因素作用的结果，故由此而创立的控制方法也就包含了针对综合因素的效果，它完全不同于单纯寻找病因的方法，更有利于从全局考虑临床的诊治。

又如高血压病，西医学偏重于研究高血压素系统（包括垂体、肾上腺素、肾素等）的内容是什么，是什么具体组织发生的病变造成高血压病；而中医学则着重于研究这个系统的机能和动态是什么。两相比较，中医学的检查手段虽不如西医学多，但由于采用了"审证求因"的方法，却取得了较好的疗效。高血压的主症，虽以眩晕、心悸、脉弦、苔白、舌质红绛为多见，但有关的主症有三十多个。可把这许多症状进行分析，归纳出"肝郁化火，风阳上扰""肝肾阴虚，肝阳上亢""阴阳俱虚，虚阳上逆"等型。对这些型进一步分析后可知，肾阴虚是本病发生之本，"肝阳上亢""心火上盛"是本病之标，标虽可反过来促进本，但其基本病变在"阴虚"。至病后期，"阴虚"可发展到"阴阳俱虚"。不是从单一的孤立的因素去找病因，而是从众多症状信息中去寻找规律，这是"审证求因"的又一种表现形式。这是一种测试法，此方法与现代控制论所采取的方法是吻合的。"这种测试法符合常情，而且它的好处是：即使我们不知道实际起作用的物理因素或其他因素是什么，我们还是可以应用这一测试法……测试的结果可以从观察到的系统的情况直接获得，只依赖于系统发生了什么情况，而不依赖于系统为什么发生这种情况。"（W. R. 艾什比. 控制论导论. 科学出版社，1965 年，第57 页）

所谓病机，就是疾病发生、发展和变化的机理，它的根本原因，不在于患病机体的外部，而在于体内阴阳失调、升降失常、气血津液及藏府经络功能活动的紊乱。简言之，也就是取决于病邪与人体正气的斗争。《素问·气交变大论》说："真邪相薄，内外分离，六经波荡，五气倾移，太过不及，专胜兼并……"，就阐明此点。正邪斗争是人体稳态机制与破坏稳态的诸因素干扰之间的较量。较量结果出现两种情况：若稳态机制健全，能自动纠正各种偏差，维护系统的稳定，是正气盛的表现；若稳态遭破坏，自动调节失灵，就出现病理现象，是正虚邪盛的表现。

升降失常概括了机体进行新陈代谢、维持生命过程中，因阴阳失调而导致的反馈调节失灵，从而造成内藏功能的紊乱。脾主升、胃主降，同居中焦，为后天之本，是升降运动的枢纽。有关藏府的升降，无不配合脾胃以完成升降运动。故升降运动障碍，必然出现种种病理变化。

总起来说，疾病是机体自控系统中某些反馈机制发生了障碍，故使稳态机制受到破坏，也可看成是体内外阴阳对立统一关系的失调所致。这是朴素的控制论思想和方法与中医学的一致点。

辨证论治与控制论原理

辨证论治重视"证"的研究。中医学所说的"证"，不是个别症状，也不是简单凑合在一块的证候群，而是对某一特定疾病状态病机的概括，是在全面分析了整个人体症状变量系统的变化后总结出来的，具有严格的科学性。任何一种"证"，都是疾病内在的一种特定的联系图，尽管这种联系图与西医学的病理形态学不同，它却是客观存在的，反映了人体内部固有的规律性。

从信息方法看，辨证论治过程，就是针对人体各种信息进行分析、处理，并进而对人体系统施行信息控制的过程。这个过程具体是这样的，医生通过四诊，对病人的输出信息（即病人的症状、体征）进行收录、描述，对收集到的异常信息群，进行综合、分析，进而辨明病因、病性、病位，从而得出"证"的诊断，并据此提出对信息的处理原则，然后选方用药，开出处方。

辨证论治有许多优点，比如腹痛，它不但注意到腹痛的时间、部位、轻重、间歇性或持续性，而且注意到对冷热反应、喜按或拒按，以及面色、体态、情绪、饮食、二便、舌象、脉象等一系列情况，再归纳出几类，采取不同的处理办法。这样，可以提高治疗的确定性，治愈率高。辨证论治不是把人体看作只有一个变量的系统，而看成具有众多变量的系统，故能比较全面地看问题，防止了片面性。

经过辨证论治的分析，以及对前面论述的阴阳辨证、审证求因、藏府经络辨证的回顾，可知中医学采用了一整套富有特点的分析症状变量的方法，这是其特点。它与西医学采用的打开黑箱的分析法是完全不同的。

第五节　朴素的系统论

系统思想是现代科学研究中的一项重要内容。系统的含义是："把极其复杂的研究对象称为'系统'，即是由相互作用和相互依赖的若干组成部分结合成的具有特定功能的有机整体，而且这个'系统'本身又是它所从属的一个更大系统的组成部分。"（钱学森．组织管理的技术—系统工程．文汇报，1978 年 9 月 27 日）所谓系统方法，是把对象放在系统的形式中加以考察的一种方法，是一种崭新的科学方法论。它是从系统的观点出发，始终着重从整体与部分（要素）之间，整体与外部环境的相互联系、相互作用、相互制约的关系中综合地、精确地考察对象，立足整体，统筹全局，择优选取总体上最好的方案，以达到最佳的处理问题的方法。系统思想和方法具有以下特点：①它体现了事物整体性和普遍联系的思想；②在强调整体与部分的辩证统一中，把分析与综合有机地结合在一起；③把研究对象当做系统，确定了系统的要素和结构后，能够通过建立系统的模型，对被研究对象进行定量描述和演绎推理；④重视研究事物的运动变化。系统科学的产生是人类理论思维和科学研究方法发展的必然结果，它反映了现代科学思维在结构上和方法上的突出变动，表明了物质普遍联系的辩证思想日益渗入科学和实践的各个领域，给各门科学以深刻影响。诚如中医学需要引进控制论、信息论一样，为加快中医学的发展步伐，把中医学与系统科学结合研究，是完全必要的。它们的结合，必将对中医学的继承、发扬、创新产生巨大的促进作用。纵观中医理论，它对自然、社会的认识，对人体的生理、病理的认识，特别是阴阳五行学说以及治则、治法、方剂等理论，无不贯穿着朴素的系统思想和方法，值得我们整理、发掘，并加以提高、发展。整体性原则是系统思想和方法最重要的原则之一，其基础则是相互联系原则，他们要求在认识一个复杂事物，研究任何一个复杂现象的过程中，树立全局观念、整体观念的同时，重视事物之间的相互联系。众所周知，"整体观"是中医学的特点，也是它认识宇宙、人体、疾病，进行辨证论治的主体思想，它特别强调体内外的整体联系，这就找到了两者最基本的共同点。为此，要阐明中医学朴素的系统思想和方法，必须首先分析它所认识的大系统，即自然、社会与人的大系统。

自然、社会与人的大系统思想

中医学认为，自然、社会与人是一个有机联系的、不可分割的整体。从系统论看来，这个整体就是一个大系统。人是整体中的一部分，也就是大系统中的一个小系统。人和自然、人和社会也都是"相应"的系统，它们互相影响、互相依赖，有着密切联系。

人与自然是紧密联系的。"天人相应"思想是中医学突出的朴素的系统观念。《黄帝内经》指出："此人与天地相应者也"（《灵枢·邪客》），"人以天地之气生，四时之法成。"（《素问·宝命全形论》）又说："天食人以五气，地食人以五味。五气入鼻，藏于心肺，上使五色修明，音声能彰。五味入口，藏于肠胃，味有所藏，以养五气，气和而生，津液相成，神乃自生。"（《素问·六节藏象论》）说明人赖以生存的物质来源于自然界。所谓五气，是指臊、焦、香、腥、腐；五味是指酸、苦、甘、辛、咸。五气与五味入于藏府，及于皮毛，使身体各器官能协调活动，人体就精力充沛，神志健旺。《黄帝内经》的论述，十分明确地把人和自然看作是一个有机联系的整体，这就是"天人相应"系统。人是一个小系统，它的运动变化，受着自然这个大系统运动变化规律的影响和制约。《黄帝内经》从季、月、日三个层次的运动变化来说明对人所产生的影响。它认为，四季气候的异常变化，可以使人某些生理的机能失调，产生时令病。《灵枢·论疾诊尺》说："冬伤于寒，春生瘅热；春伤于风，夏生飧泄肠澼；夏伤于暑，秋生痎疟；秋伤于湿，冬生咳嗽。是谓四时之序也。" 对于月周期的变化对人体生理的影响，《灵枢·岁露论》说："故月满则海水西盛，人血气积，肌肉充，皮肤致……，至其月郭空，则海水东盛，人气血虚，其卫气去，形独居，肌肉减，皮肤纵……"《黄帝内经》又说："阳气者，一日而主外，平旦人气生，日中而阳气隆，日西而阳气已虚，气门乃闭。"（《素问·生气通天论》）表明人体一天之内的生理活动是与自然界的变化相适应的。此外，四时节律变化对疾病发生发展的影响，以及离常之气变化而生的风、寒、暑、湿、燥、火所导致的疾病等，中医学亦有阐述，也体现了"天人相应"的系统思想。

在"天人相应"系统思想中，特别需要指出，中医学不但看到人受自然界的影响和制约，遵循天地阴阳四时变化的运动规律，而更重要的还在于启发人们自觉地去适应这种规律，利用这种规律，同自然环境给人造成的疾病做斗争。也就是说，中医学重视人对天地自然的反作用。人与天地相应是积极主动的。它强调人可以"若夫法天则地，随应而动"（《素问·宝命全形论》），"和于阴阳，调于四时""提挈天地，把握阴阳"（《素问·上古天真论》），并进而提出："且夫人者，天地之镇也。"（《灵枢·玉版》）。只有人类才能镇服天地——就某种意义上说，这正是"天人相应"系统思想最难能可贵之处，它是符合于朴素唯物辩证法的。在这种辩证的自然观和朴素的系统思想指导下，中医学从"自然与人"这个系统来研究人体，指导对疾病的治疗。如《素问·八正神明论》说："凡刺之法，必候日月星辰，四时八正之气，气定乃刺之。是故天温日明，则人血淖液而卫气浮，故血易泻，气易行；天寒日阴，则人血凝泣而卫气沉。……是以因天时而调血气也。是以天寒无刺，天温无疑。"指出确定针刺法则，是以气候寒热温凉变化及机体血之凝泻、气之沉浮、皮肉之坚疏为根据的。又如，针刺调气解结，应该"与天地相应，与四时相副，人参天地，故可为解"（《灵枢·刺节真邪》）。所谓"人参天地"，就是指人能动地适应和作用于天地自然。另外，中医学注重摄生，如"故智者之养生也，必顺四时而适寒暑，和喜怒而安居处，节阴阳而调刚柔，如是则僻邪不至，长生久视"（《灵枢·本神》），"法于阴阳，合于术数"（《素问·上古天真论》）以及《素问·四气调神大论》提出的不同季节应具有不同的养生方法等，亦体现了"天人相应"的朴素的系统思想。人与社会也是紧密联系的。人生活在社会中，人的生命活动受到社会这个系统的影响和作用，社会诸因素（如社会道德、伦理观念、政治地位、经济状况、生活水平、居住条件等）均对人的身体素质、精神情志有着很大的影响，是造成人体阴阳失调的一大原因。所以，诊疗时应重视这些问题。《素问·疏五过论》说："诊有三常，必问贵贱，封君败伤，及欲侯王。故贵脱势，虽不中邪，精神内伤，身必败亡。始富后贫，虽不伤邪，皮焦筋屈，痿躄为挛""尝贵后贱，虽不中邪，病从内生，名曰脱营；尝富后贫，名曰失精，五气留连，病有所并。医工诊之，不在藏府，不变躯形，诊之而疑，不知病名。"说明社会因素会影响情志，而产生疾病。临诊时，就该问清这些因素，否则就会产生"莫况其何病之虞"。又如，不同的国度，不同的家庭均有不同的生活习俗，故诊查疾病要"入国问俗，入家问讳，上堂问礼，临病人问所便"（《灵枢·师传》），"凡欲诊病者，必问饮食居处，暴乐暴苦"（《素问·疏五过论》）。可见，《黄帝内经》已注意到综合考察与疾病有关的社会因素的必要性。中医学还认为，形体与精神，生理、病理与心理之间有着对立统一的关系，也可以构成一个系统，加以研究。如情志活动，是以五藏精气作为物质基础的。正常情况，"人有五藏，化五气，以生喜怒悲忧恐"（《素问·阴阳应象大论》）；若过度的情志活动，会使五藏患病，"怒伤肝""喜伤心""思伤脾""忧伤肺""恐伤肾"。这里，指出了中医学朴素系统思想的另一种表现形式。

由上看出，中医学通过把人作为自然、社会这个大系统中的一个小系统，将自然、社会与人这个大系统的各个方面相互有机联系起来，"从它们的联系、它们的连结、它们的产生和消灭方面去考察"（《反杜林论》）集中地体现了中医学的整体观，也体现了朴素的系统思想。

生理观的系统思想

自然、社会与人是一个大系统，是中医学朴素系统思想中的一个层次。生理观的系统思想则是这个层次下的又一个层次。中医学对人体生理认识的系统思想，突出地体现在藏象学说中。藏象学说认为，构成人体的各个组成部分，在结构上是不可分割的，在功能上是互相协调、互相制约的。五藏之间的联系，通过五行生克规律来体现。藏府之间的联系，如《灵枢·本输》说："肺合大肠，大肠者，传导之府；心合小肠，小肠者，受盛之府；肝合胆，胆者，中精之府；脾合胃，胃者，五谷之府；肾合膀胱，膀胱者，津液之府……"藏与府的功能、属性不同，但它们互相结合，构成"肺－大肠""心－小肠""肝－胆"

"脾－胃""肾－膀胱"系统，每个系统中藏府相关，五个系统之间相互配合，完成一定的生理功能。如饮食物的转化、输布和排泄，除靠脾胃的腐熟、消磨和传输作用外，还须依赖肝气的疏泄、肾气的温煦、肺气的宣散、心脉的载运，以及小肠的泌别清浊和大肠的传导等。这种互相协调、互相制约的关系，表现了中医学五藏一体的系统观念。

我们认为，如果把藏象学说与现代系统理论放在一起研究，就可以发现二者有许多相似之处。五藏（心、肝、脾、肺、肾）六府（胃、大肠、小肠、胆、膀胱、三焦）以及它们与经络、精、气、血、津液的联系，就构成了藏象系统。藏象系统又可分为若干不同的层次，即藏象系统的五藏子系统：心系统、肝系统、脾系统、肺系统、肾系统，物质系统（精、气、血、津液）。五个子系统主要建立在功能联系上，全身所有的组织器官都可以包括在这五个系统中，即五藏、六府、奇恒之府，以及体表、肢节等，以经络为纽带，以精、气、血、津液作为物质基础，相互作用，相互联系，成为一个统一的整体。所以，五藏一体观的系统思想是很出色的。

病理观的系统思想

中医学对病证的认识，可以用系统理论来分析。如临床表现为恶寒喜暖、口淡不渴、面色苍白、手足厥冷、小便清长、大便稀溏、舌淡苔白而润滑、脉迟等一派阴盛症状，就可称为寒证系统；如见发热喜凉、口渴饮冷、面红目赤、小便短赤、大便燥结、舌红苔黄而干燥、脉数等一派阳盛症状，则可称为热证系统。相类似的，还有表证系统、里证系统、虚证系统、实证系统、阴证系统、阳证系统。这是病理系统的一个层次。在疾病过程中，根据正邪的消长，这些系统又可以组成更大的系统。若邪盛正未虚、抗邪有力的，表现为热证系统、实证系统、阳证系统；若邪盛正虚、抗邪无力的，表现为寒证系统、虚证系统、阴证系统。可见，认识正邪关系是正确分析病理系统的关键。那么，怎样来认识正邪关系呢？"正"就是指人体正常生命活动和抗病能力。以五藏、六府、精、气、血、津液等为其物质基础，各物质基础之间的状况，相互联系，运动变化，反映了"正"的状况和发展变化，人体的抗病能力就决定于它们。"邪"主要指六淫（风、寒、暑、湿、燥、火）、七情（忧、思、喜、怒、悲、恐、惊）、痰、瘀等。邪的状况，反映了致病因素的差异。从系统理论看来，"正"与"邪"可以构成正系统与邪系统。正系统与邪系统处于相互联系、相互制约的对立统一关系中，"正气存内，邪不可干"（《素问·遗篇·刺法论》），"邪之所凑，其气必虚"（《素问·评热病论》）。说明如果人体的抗病能力强，正能胜邪，则人体的阴阳平衡的总趋势不会被破坏，疾病就不会发生；如果藏府、精、气、血、津液功能失调，抗病能力弱，正不胜邪，人体阴阳相对平衡就要被破坏，邪气乘虚而入，就要发生疾病。因此，"正""邪"两系统各要素相互联系、相互制约的辩证关系，可以把它看成是统一的人体病理系统。而这种从"正""邪"两系统的辩证关系中分析病因、病机的理论以及由此得出的指导中医学临床的治则，已在实践中证明了它的科学性。

治则、治法、方剂的系统思想

中医学在朴素系统思想指导下建立的辩证论治规律和方法，要求我们诊察疾病时，不能孤立地看病证，要看到人的整体。包括年龄、性别、体质、生活习惯、精神状态等，还要能自觉地联系地理因素、气候因素等各方面，作综合分析。要善于抓住那些作用较强的系统变化，兼顾作用和影响较次的系统，从而做出准确、恰当的诊断，确立治则。治则确定后，也是从全局、从整体与部分的有机联系出发，考虑具体治法的。如《素问·玉机真藏论》说："五藏有病，则各传其所胜。"又如《难经·七十七难》提出："见肝之病，则知肝当传之于脾，故先实其脾气。"在这种思想指导下，产生了藏病治府，府病治藏，上病下取，下病上取，中病旁取，以左治右，以右治左，阳病治阴，阴病治阳等，也体现了朴素的系统思想。

中医学把方剂作为了一个具有整体功能的小系统来认识。诸药在方中发挥君臣佐使的不同功能，共同完成各单味药所不能完成的甚至也不具备的治疗某证的作用。药物功能有主有从，有一定层次，是有序的。方剂的功能不是各单味药功能的叠加，改变方剂的药味与药量，方剂的功能就可能发生变化。如麻黄汤由麻黄、桂枝、杏仁、甘草组成，是辛温发汗平喘剂。如去桂枝，则叫三拗汤，就变成了宣肺止咳平喘剂，虽然仅是一味药的增减，但其适应范围就不同了。又如，厚朴三物汤与小承气汤，都是大黄、枳实、厚朴三味药组成，但前者的厚朴倍于大黄、枳实，主治气滞内实；后者的厚朴量少于大黄、枳实，主治胃府燥实。说明药味相同，而用量改变时，方剂的主要作用也就相应发生改变。

中医学中的动态原则

列宁说："自然界在人的思想中的反映，应当理解为不是'僵死的'，不是'抽象的'，不是没有运动的，不是没有矛盾的，而是处在运动的永恒过程中，处在矛盾的产生和解决的永恒过程中的。"（《黑格尔＜逻辑学＞》《列宁全集》）。系统方法的动态原则，就是这一辩证法思想的具体体现。动态原则认为，我们不仅要研究各种系统发展变化的方向和趋势，而且要探索它们发展变化的动力、原因和规律；系统里各部件、元素、变量之间的相互作用和联系是动态的，"这些关系经受着变动，因此，系统也经受着变动。这些变动常以一种称作过程的、有联系的、可以预知的方式进行着，所以研究一个系统，不仅要研究它的变量，而且特别要把系统作为一个动态的事物来研究它的过程和行为。"（约瑟夫·巴特塔．关于系统工程的一些看法，自然杂志，1980年第2期）中医学是怎样论述的呢？它认为，一切物质包括整个自然界、人体等，都是永恒运动的。《素问·天元纪大论》说："所以欲知天地之阴阳者，应天之气，动而不息，故五岁而右迁，应地之气，静而守位，故六期而环会，动静相召，上下相临，阴阳相错，而变由生也。"天体属阳，以五行之气运行于上；地体属阴，以六节之气运行于下。天之运，地之气，这样永恒地有规律的运动，就成为宇宙变化无穷的根源。自然界的运动，尤其明显地表现在升与降两个方面："地气上为云，天气下为雨；雨出地气，云出天气。……清阳上天，浊阴归地，是故天地之动静，神明为之纲纪，故能以生长收藏，终而复始。"（《素问·阴阳应象大论》）又说："升已而降，降者谓天；降已而升，升者谓地。天气下降，气流于地；地气上升，气腾于天。故高下相召，升降相因，而变作矣。"(《素问·六微旨大论》）无论升或降，都是不同形式的运动，而升与降又是互为影响的，故升降不止，运动不已。以上说明，作为系统里的各部件，如气、云、雨之间的相互作用和联系是动态的，这也反映了整个天地升降运动的过程，也是动态的。人和天地一样，也是动而不息的，如《素问·脉要精微论》说："四变之动，脉与之上下。"说明血脉随四季的阴阳运动而上下运动。《素问·脉要精微论》又说："是故持脉有道，虚静为保。春日浮，如鱼之游在波；夏日在肤，泛泛乎万物有余；秋日下肤，蛰虫将去；冬日在骨，蛰虫固密，君子居室。"指出脉象运动的规律随四季的变更而发生相应的变化。同时，中医学还总结了一些不同的运动规律及层次变化，如阴阳消长规律，五行生克乘侮规律，藏府精气血津液的运动规律，藏府病变规律，以及升降出入、气化等运动形式；用于辨证的，如伤寒"六经"传变规律、温病"卫气营血"传变规律、"三焦"传变规律等。这种动态的观点，要求我们辨证时要善于判断疾病所处的阶段，搞清疾病的发展方向和趋势，做到具体情况具体处理，又由于这些规律基本从宏观出发，不少地方过于笼统，还不能精确地、最佳地处理问题，所以属于朴素的性质。

阴阳五行学说的系统思想

前面对中医学朴素的系统思想的几个层次进行了分析。那么，这些不同层次的系统思想的共同关系形式是什么？有没有一座连接它们的桥梁呢？我们认为，阴阳五行学说正是它们的共同关系形式，正是这样一座桥梁。

自然、社会与人的系统可以通过阴阳五行学说来表述。如《素问·阴阳离合论》说："余闻天为阳，地为阴，日为阳，月为阴，大小月三百六十日成一岁，人亦应之。"这里用阴阳表达了"天人相应"的系统思想。《黄帝内经》还把阳气比作日光，清阳比作天气，浊阴比作地气。这种比拟的基础是认为自然与人体的系统结构有相似之处，都具有阴阳系统的属性，而通过研究这种属性，又可加深对天、地、人整体观念的认识。社会、人的系统与阴阳学说的关系，我们除了注意到社会系统的各种因素对人体的作用和影响是造成人体阴阳失调的重要原因外，还应看到，形体与精神，生理、病理与心理之间存在的对立统一关系，也可以用阴阳学说来进行阐述。

对于人体生理系统，可用阴阳学说来说明它的组织结构、生理功能。人体的一切组织结构，既是有机联系的，又可以划分为相互对立的阴阳两部分。这两部分，既可以从部位来分，也可以从藏府来分，还可以从每一藏府内部来划分，正如《素问·宝命全形论》所说："人生有形，不离阴阳。"又如清代医学家张志聪说："论藏府之形象，以应天地之阴阳也。"对于生理功能，可以阴精与阳气关系为例来说明：阴精是生理功能的物质基础，阳气是生理功能的具体表现。没有阴精就无以产生阳气，而阳气的作用又不断化生阴精。如果阴精与阳气不能相互为用而分离，人的生命活动也就停止了。因此，它们是对立统一的。

由上看出，生理系统有着不同的层次，大系统中有子系统，子系统中还有小系统，阴阳则存在于各个不同的层次中。不同层次、不同类别的阴阳系统，相互联系共同完成一定的生理功能，这是符合系统论的整体性、综合性原则的。

对于病理系统，如《国医指南》指出："凡人乃阴精阳气合而成之者也。病之起也，亦不外乎阴阳二字，和则生，不和则病。"说明疾病是阴阳的平衡统一性暂时受到破坏而产生的一种反常现象。又如《医门法律》所说："夫精为阴，人之水也；气为阳，人之火也。水火得其正，则为精为气。水火失其和，则为热为寒，此因偏胜以致。"指出阴阳一有偏盛，疾病即会到来。所以，古人认为"一阴一阳谓之道，偏阴偏阳谓之疾"。阴偏盛易致阳伤，阳偏盛可使阴伤。可见，阴阳学说也能阐释病理观的系统思想。

从治则、治法、方剂看，中医学把"阴阳失调""阴阳偏盛偏衰"看作是疾病发生发展的根本原因。因此，调整阴阳，促使阴阳和调，恢复阴阳的相对平衡，就是治疗的基本原则。《素问·至真要大论》所说的"谨察阴阳所在而调之，以平为期"，抓住了治则的根本。治则确定后，可采用"补阴寓于补阳之中""补阳寓于补阴之内""补血寓于补气之中"的治法；也可采用阳病治阴，阴病治阳的治法；后世医家还运用五行生克乘侮规律，制订了很多更为具体的治法。方与法是辩证统一的，治法是众多方剂的规律性总结，反过来又指导用药处方。方剂从属于治法，"方以法立，以法使方"。所以，懂得了治法的系统思想，易于理解方剂的系统思想；明确了阴阳五行与治法的关系，就易于弄清楚阴阳五行与方剂的关系，二者是有机联系的。

再从动态原则看，自然界的运动变化规律，人体的生理变化、病理变化的规律，以及升降出入、气化等运动形式，可以用阴阳对立统一规律来概括说明，亦可以用五行生克乘侮规律来说明、补充。六经、卫气营血、三焦三种传变规律，对外感热病中的伤寒、温热和湿热，虽各有所偏重，但它们也不是各自孤立的，而是有其内在联系的。伤寒六经分三阴（太阴、少阴、厥阴）三阳（太阳、阳明、少阳），当温热病传至卫气营血的气分时，与伤寒的阳明病几乎无分彼此。而湿热的化燥入营血，则与温热的入营入血，也基本上没有很大差别。由此，不难找到三者的共同点。

阴阳与五行不是各不相干的，而是不可分割的。《太极图说》指出："阳变阴合而生水火木金土，五气顺布，四时行焉。"说明阴阳与五行二者是有机联系的。《素问·生气通天论》说："生之本，本于阴阳……其生五，其气三。"指出阴阳的运动变化产生了五行，五行之气又与三阴三阳之气相应，进一步阐明了阴阳五行的内在联系。阴阳五行学说强调阴阳之间的对立统一，强调五行之间生克制化的联系，提示人们不要孤立地去看系统中的因素（部件）的某一生理功能及病理变化，而应把它放在阴阳五行系统中加以考察，因为藏象学说建立的生理病理模型反映的动态变化，不是简单的形态与结构的变化，而是整体的综合反应，这与恩格斯所说的"在活的机体中，我们看到的一切最小的部分和较大的器官的继续不断的运动，这种运动在正常的生活时期是以整个有机体的持续为其结果，然而又经常处在运动之中，这是运动和平衡的活的统一"（《自然辩证法》《马克思恩格斯全集》）是一致的，它表现了中医学出色的朴素的系统思想。

第五章　中医学辩证法的基本特点

中医学在确立自己独特的理论体系的过程中，既接受了我国古代的唯物主义和辩证法的影响，又从中医学的理论和实践中发展了古代唯物主义哲学思想。这说明中医学辩证法思想是有自己特点的。中医学的辩证法思想非常丰富，用辩证唯物主义研究它，则可发现对立统一规律、质量互变规律、否定之否定规律，以及许多蕴藏于其中的哲学范畴。本章仅就中医学辩证法的基本特点即整体观、动态平衡观、朴素的对立统一观三个方面进行讨论。

虽然由于历史的局限性，整体观不够完善，动态平衡观比较笼统，对立统一观还是朴素的，但从总的方面看，不但应予以肯定，就是从今天科学条件看，仍然是可贵的。

第一节　整体观

唯物辩证法认为，客观世界是一个普遍联系的统一整体，任何事物都是在相互联系中存在和发展的，离开事物的内在联系和外在联系，就无从认识事物，也不可能把握事物的发展变化。我们必须从整体出发，看到所认识（或处理）的对象与其他事物之间的联系，分析它们多方面的联系方式，并把这一认识对象看作是整体的一部分，处理好局部与整体的关系。中医学的整体观，就是从普遍联系以及局部与整体的辩证关系两方面来阐述人体的整体性和统一性。

中医学是从整体研究人体和医学问题。它把人体看作是一个有机联系的整体。中医学以整体"人"的状态为出发点，把人体各个部分联系起来，把人的生理、病理现象同自然社会联系起来，从运动变化过程中，研究人体和医学问题，而不是把人体分割成各个部分，孤立静止地进行研究。

从整体认识人体的生理、病理现象

中医学认为在形态结构上，人体的每个藏府、器官、组织都是有机联系的统一整体。人体有心、肝、脾、肺、肾五藏和胆、胃、大肠、小肠、膀胱、三焦六府，有卫、气、营、血、精、津液等基本物质，有十二正经、奇经八脉、十五别络，还有五官、九窍、肌肤、皮毛、筋骨等。每个藏府、器官、组织都是人体不可分割的组成部分，藏府之间、藏府与体表组织之间都存在着互相联系、互相制约的对立统一关系。经络将人体的各个藏府、器官、孔窍、皮毛、筋肉、骨骼等组织紧密地连结起来。人体在形态结构上的联系方式除了对立统一联系和经络的络属关系外，还有纵横的联系方式。五藏与五行相配，而有生克乘侮等纵的联系，五藏与体表各组织按五行归类而有内外深浅层次之间的横的联系。可见，人体通过经络系统网络周身，并以藏府为中心，把人体构成一个纵横相连的统一整体。

在生理功能上，人体的各个藏府器官都是相互协调活动的，任何一个藏府、器官、组织的活动都是整体机能活动不可分割的一部分，每个器官、组织在这个整体中既分工不同，又密切配合。每个藏府组织的正常功能活动，都有利于其他藏府组织的功能活动。经络不仅对联络人体周身组织、器官起了纽带的作用，同时又是输送营养、传递信息的通道，经络把藏府化生的气血运行全身，营养机体，产生机能活动。人体要保持内部完整统一，还必须与外界环境发生各种各样的联系，气候、地域和社会条件都对人体的机能活动有影响，人体通过其内部自我调节来适应外界环境的变化。可以说，人体的机能活动（或生命活动）既是人体内在藏府组织共同活动的表现，又是人体与外界环境（自然和社会）相互作用的反映。

以消化食物的胃纳脾运功能活动为例。胃主受纳，脾主运化，脾气散津上归于肺，肺朝百脉，心主血脉，靠心肺施布津液，血液灌注入心，由心带往全身，肺吸清呼浊，经肺气把津液散布到各个组织。肾阳温化和蛰藏功能以及肝的疏泄功能都对津液气血营养人体发挥作用，肾阳温化和肝的疏泄帮助津液施布，肾的蛰藏和肝的疏泄对施布津液进行调节。其废物通过大肠、膀胱排出体外。这个例子说明：①人体不是一个封闭系统而是一个开放系统，要维持人体生命活动，必须与外界环境发生联系，如摄取外界食物。②人体各种功能活动都是一个整体活动，作用于全身，服务于全身，如胃纳脾运的功能活动是为了摄取食物，营养人体全身，不是只为某一个藏府服务的。③人体每一功能活动都要靠各藏府组织器官尤其是五藏分工合作来完成，如胃纳脾运的功能活动，五藏六府都参与了活动，各自发挥了不同的作用，即胃纳脾运的活动还要靠心脉运载、肺气宣散、肝之疏泄、肾阳温化和蛰藏等协调活动。④人体每一功能活动如胃纳脾运功能都是按一定秩序发生和进行的，不是杂乱无章的，而是有条不紊的，复杂而协调统一的。

疾病的发生，与人体整体及外界环境密切相关，我们必须从整体出发，把握疾病传变规律。疾病是人体藏府组织之间整体联系失调所致，也是人体内外环境不协调所致。从疾病发生的内外环境关系来看，自然环境影响人体健康，如"六淫"致病；社会因素影响人体健康，如"七情内伤"。从疾病的整体联系看，疾病的过程是整体变化过程，局部病变与整体互相影响。一藏有病，即可使其他藏的功能受影响，一藏的功能得到加强，也有利于其他藏功能活动的加强。经络及其运行的气血对疾病的发生和传变作用，是以经络为通道，以气血为媒介，使病邪在体表与藏府之间进行传变。

疾病过程中常发生如下情形：

（1）人体内任何一经发病，常涉及另一经，如太阳经的病变常涉及阳明经或少阳经，或少阴经等。各经之间有病理联系，常出现二三经合病（或并病），如太阳与阳明合病（或并病）和太阳、阳明、少阳合病等。任何一藏府病变都会影响其他藏府甚至整体，并同时受其他藏府的影响，如肝病传脾、传肺，肝又受到肾、心、脾、肺等藏的影响。

（2）局部病变与整体相关。局部病变是整体机能失调在某个病变局部的反映，如"咳""喘"可以由五藏六府的任何一藏府的病变引起，所谓"五藏六府皆能令人咳"，但不论是何藏何府病变引起咳、喘，都是藏府气机失常在肺的表现。

（3）局部病变有相对独立性，但可以促成整体病变发生与发展。如某一局部外伤，并不是整体机能失调在局部的反映，而局部外伤发展，可促成整体机能失调。

（4）异常气候、不同的季节、不同的地域、不同的社会环境、精神状况的差异，发生的疾病也不同，对疾病的影响也不同。如秋季病风疟，冬季病风寒；一日夜的旦昼夕夜，疾病有慧、安、加、甚的变化。

从整体上进行辨证论治

由于人体组织结构严谨完整，各个藏府组织器官生理功能紧密配合，病变过程整体相关。因此，从事医疗活动进行辨证施治，都必须从整体出发。

从整体出发进行辨证，必须注意如下几点：①必须从整体联系中把握局部病变。如头痛，辨证时必须把与头痛相关的藏府功能联系起来考虑，因为头痛可以由风寒、风热、风湿引起，也可以因肝风、肾虚、气虚、血虚、痰浊引起。不仅如此，对头痛进行辨证时，还要从诸症状的联系中考虑，各个不同的病所表现的症状除头痛外，还有其他一些症状，如风寒头痛，还有恶风寒、遇寒则发等。同一个病所表现出来的一系列症状，都有着内在的联系，因此可以从病人表现出来的诸症状的联系中对头痛进行辨证。这种内在联系是一种特定的联系，只有把握这种特定的联系，才能进行准确的辨证。当头痛与恶风寒、遇寒遇风则发、苔薄白、脉浮联系在一起时，才能辨证为风寒头痛；如果头痛与面红目赤、苔黄、脉浮数联系在一起，就不能辨证为风寒头痛。②通过病人外在病情，确诊内在主要病所。如头痛必须确诊病在某经、某藏，或在气、在血。③应着重探讨病变的整体变化，不仅要掌握体表与藏府之间的联系（如头痛是病在气还是在血，是在肝还是在肾），还要掌握藏府之间的传变趋势，判断疾病的转归和预后。如肝阳头痛，日久不愈，又出现目眩、腰痛、舌红脉细，则为肝病及肾。④考察地点、时间、社会因素，对于地方病、时令病、七情之疾等的辨证是直接相关的。

治疗上从整体联系出发，首先，要考虑因果联系，针对病因进行治疗。例如引起腹泻的原因很多，饮食不节、脾虚、命门火衰、下焦滑脱不固等均可导致腹泻，治疗时针对不同的原因予以不同的治疗。如腹泻是因饮食不节所致，则消食导滞；若因脾胃虚弱，治疗则以补脾健胃为主。从五藏治疗五官之疾、藏府表里关系之疾的互治，都要考虑因果联系。如用清肝法治火眼，而不能用补肝法治火眼，因为病因是火。其次，要分析病机，抓住根本，进行治疗。如《伤寒论》中的葛根黄芩黄连汤证，有喘、汗出、下利等症状，而本方没有使用降逆平喘的药，也没有用收敛止汗和涩肠止利的药，本方针对该病发病机制是热邪内传、上蒸下迫所致，抓住根本，清除热邪，诸症自除。再次，考虑时间、地点的不同，予以不同的治疗；情志之疾，必须重视精神因素在治疗上的作用。

在治疗上还要处理好局部和整体的关系：①有时立足于整体进行治疗，如扶正疗法就是从人体整体出发，增强正气而却病。②有时从病变局部进行治疗，如有的外伤疾患只在病变局部外敷治疗。③有时把整体和局部结合起来进行治疗，如外伤科疾病同时内服、外敷药物治疗。

在把整体和局部结合治疗时，还得考虑如下几种情形：有时需要针对病藏用药，协调阴阳，例如肾气虚用金匮肾气丸治疗，就是针对肾藏用药，协调肾之阴阳；有时需要调整病藏与他藏的关系，杜绝传变，所谓"见肝之病，知肝传脾，当先实脾"；有时需要调整他藏与病藏关系，促进病藏康复，如"虚则补其母，实则泻其子"的间接疗法。临床上经常是把局部和整体结合一起治疗，因为局部病变与整体变化是紧密相连的，局部病变可以促进整体变化，成为整体变化的原因，也可以是整体变化继发性损害的一部分，考虑到这种情况，常常把整体和局部结合治疗是非常必要的。

第二节 动态平衡观

唯物辩证法认为平衡不是绝对的、僵化的，而是事物运动、发展的一种有限制的运动形态，即事物在质变前而具有质的稳定性的量变阶段。恩格斯说"平衡中的运动和运动中的平衡"（《自然辩证法》），指的就是动态的平衡，平衡与运动不可分割。

人体生命过程是一个动态平衡过程

平衡，按其构成形式划分为对称性平衡和诸方面的协调吻合关系；按其表现形态的不同，区分为静态平衡和动态平衡。中医学辩证法认为人体的平衡，不是简单的对称性平衡，而是人体五藏六府、组织器官及其机能活动协调吻合所产生的平衡；认为人体的平衡不是消极的静态平衡，而是动态的平衡。这种平衡是人体藏府阴阳之间相互滋生、相互制约的协调关系，这种协调关系处于稳定状态（即稳态）。中医学辩证法承认人体生命活动中相对平衡的重要性，更承认生命活动中运动的绝对性，承认生命活动相对平衡是通过不平衡斗争实现的，生命过程中的相对平衡协调是生命运动的趋势处于稳态的结果。

中医学非常重视人体生命过程的动态平衡协调，人之生命以阴阳平衡为贵，认为健康是阴阳平衡，疾病是阴阳平衡失调。人体同自然界一样处于运动变化之中，有"升降出入"的运动和性质的转化，有阴阳消长（或阴阳更胜）的变化。阴阳平衡是在"阴阳消长"之中达到的。阴阳消长是指阴阳生长消亡的运动变化，阴阳之间的动态平衡就在这个有生有灭的阴阳运动变化之中，阴阳平衡是阴阳运动中的平衡，是阴阳消长中的平衡。如果阴阳平衡不是在阴阳消长之中，就是静止的、僵死的平衡，人体生命过程的生、长、壮、老、已的各个阶段就显示不出来，生命就会终止。阴阳平衡与阴阳消长结合，也说明阴阳消长的运动变化必须保持阴阳动态平衡，只有这样，"消"而不于"衰"，"长"而不于"亢"，这是正常生命活动必需的条件。中医学不仅指出平衡是相对的，同时指出不平衡是绝对的，《灵枢·根结》所说"阴阳之道，孰多孰少，阴道偶，阳道奇"，从数量的奇偶显示阴阳双方不平衡的绝对性。事实上阴阳消长的变化也是绝对的。

人体的动态平衡，是前进中的平衡，由一个水平线上的平衡上升到新水平线上的平衡。《素问·上古天真论》描写男女生、长、壮、老过程时说，女子7岁肾气逐渐充实，开始更换乳齿，头发迅速生长，14岁性生殖能成熟，月经来潮，21岁智力和形体发育成熟，28岁最旺盛时期，35 岁出现初衰，42 岁三阳经气血衰减，49 岁肾精大衰，月经闭止。说明人体在不同的生长发育阶段，其平衡的内容是不同的，不是停留在某一水平线上的平衡，而是前进中的动态平衡。

恩格斯说："物体相对静止的可能性，暂时平衡状态的可能性，是物质分化的根本条件，因而也是生命的根本条件。"（《自然辩证法》）恩格斯这段话指出了平衡状态对生命的重要意义。人体从出生到死亡之间是以平衡状态保持整个生命过程质的稳定性的，这个质，体现了生命的特征。如果没有相对的平衡，瞬息万变，生命过程就不能维持下去，这个生命过程的各个阶段也显示不出来；如果没有相对的平衡，人体的藏府经络组织器官的不同形态和功能也不能区别开来，只有相对平衡的存在，才有各藏府经络器官组织的不同形态和功能，只有千差万别的形态和功能组成人体，才有人体的生命运动和发展变化；如果没有相对平衡，人们就无法认识生命现象，也就无法建立医学的理论体系。相对平衡是事物发展必经的一种状态，只有这种状态的存在，矛盾双方才能在统一体内进行斗争，生命运动才能由此阶段向彼阶段转化，促进生命运动向前发展。

平衡是暂时的，并不意味着平衡在时间上是很短的。恩格斯说平衡是暂时的，是相对于运动而言的。我们分析人体生命过程中的平衡，也要看相对什么而言。每一具体的人的生命现象对无穷无尽的人类的生命发展过程而言，是暂时的，但就每一具体生命现象的绝对时间而言，一般长达几十年，有的长达百余年。每一具体生命平衡的绝对时间长短不一，是由其本身内在因素及所处的环境和条件不同所决定的。我们肯定每一具体生命的平衡是暂时的、易逝的，说明寻找所谓长生不老的灵丹妙药是荒谬的，每个人的生命总是有生有死、有始有终的，每一具体生命活动平衡的绝对时间有长有短，说明我们却病延年是完全可能的。

动态平衡观在医疗实践上的应用

整体观告诉我们，正常人体内部各藏府组织、器官是一个有机联系而不紊乱的整体，人体与外界环境也是一个有机联系的整体。动态平衡观告诉我们，正常人体内部是平衡协调的，人与外界环境也是平衡协调的。整体观和动态平衡观都着眼于人体自身以及人与外界环境的关系。不同的是后者指出前者有机联系的状态是动态平衡的，前者指出后者动态平衡是在诸方面、诸因素的有机联系中存在和发展变化的，两者互相补充，如果把两者结合起来，可以称为整体的动态平衡观。

正常人体有一种自我调节机能，对不平衡进行自动调节，使之平衡协调。一切事物的运动，是既平衡又不平衡，都是在平衡与不平衡的辩证统一中存在和发展的。人的生命运动也是这样。健康是阴阳平衡状况，人的生命运动在健康发展的过程中，经常不断地出现一系列的不平衡，由人体内部自动调节机制进行自动调节，使之趋于平衡。人体内部自动调节机制是靠藏府、经络、卫气营血、津液的正常生理活动进行调节的，它们是自动调节机制的场所和职能机构。例如胃满则肠虚，肠满则胃虚，肠胃这种自动调节机制，使肠胃更实更虚，保持动态平衡协调状态。所谓"承乃制"是指人体内部自动调节机构的主要功能在于解决"太过""不及"现象，达到无太过无不及的平衡状态。如果出现太过或不及，均可通过人体自动调节机构进行调节而趋于平衡。所谓"阴者藏精而起亟也，阳者卫外而为固也"，就是指出每个自动调节职能机构内部矛盾双方的自动调节作用。人体生命活动总是要和外界环境发生关系，必须与外界环境保持平衡协调。人体内部这些自动调节机构的自动调节，保持人体内部动态平衡，以及人与外界环境之间的平衡协调，这是人体健康发展的根本条件。

疾病的发生，是人体内部藏府组织器官之间平衡失调，以及人与外界环境间的平衡被破坏所导致。人体内部某方面自动调节能力减弱或人体自动调节能力不能达到人与外界环境的平衡，就会发生疾病。《素问·六微旨大论》说："亢则害，……害则败乱，生化大病。"就是指人体自动调节机能减弱，某一藏府之气太过而损害了正常的生化机能，发生严重病变。《素问·五运行大论》所说的"气有余，则制己所胜而侮所不胜；其不及，则己所不胜侮而乘之，己所胜轻而侮之"，就是以五行学说阐明人体五藏之间的某一藏府之气，太过或不及时出现相乘相侮的病理变化。不仅人体内部平衡失调可以发生疾病，人体与外界环境间的平衡失调，同样可以发生疾病。《灵枢·百病始生》说："……此必因虚邪之风，与其身形，两虚相得，乃客其形。"外界虚邪之风，与人体内部平衡失调，两者结合一起，才发生疾病。这是因为人与外界气候变化的适应能力减退，人体内外环境不能平衡协调的缘故。

疾病的发生，是人体正常的平衡协调失常。不论是人体内部的稳态失常，或是人体内外平衡协调失常，都是人体矛盾双方力量对比关系不协调的表现。《素问·通评虚实论》说："邪气盛则实，精气夺则虚。"指出疾病的邪正消长变化，人体正气与病邪这对矛盾双方力量的消长变化，是疾病的基本病理变化。掌握疾病的变化必须从正邪双方力量对比关系上进行认识。

诊断疾病从动态平衡观出发，是要分析研究正邪双方力量对比不协调的具体表现，找出不平衡的原因。《素问·阴阳应象大论》说："……此阴阳更胜之变，病之形能也。"分析阴阳双方不协调，即阴阳胜负，必须从疾病的证候入手，所谓"阳胜则身热，……阴胜则身寒……"，就是指出阴阳胜负的具体表现。当运用五行分析病理变化时，常常提出"子盗母气""母病及子""相乘""相侮"等，就是指出五藏间不平衡协调的原因和病位所在。八纲辨证中断定疾病的寒、热、虚、实，就是分析平衡失调，找到哪一面偏盛，某一方偏衰的结论。

治疗疾病，从动态平衡观出发，在于帮助人体自动调节机能的恢复，一切治疗措施在于调动人体内部自动调节机构调节的积极性，从而达到人体内部动态平衡，以及人与外界环境平衡协调。如果这种被破坏的平衡关系不能恢复，就会死亡。治疗疾病帮助调节机能的作用，用形象语言表示，就是补偏救弊或叫"纠偏"。

治疗疾病的一切措施，都是在把握"正邪斗争"双方力量对比的基础上，调节阴阳平衡。《素问·至真要大论》所谓"谨察阴阳所在而调之，以平为期"，使阴阳恢复新的平衡，就是以调和阴阳为基本治疗原则。欲把握这个治疗原则，必须注意如下三点。

（1）当人体整体及其内外环境出现不平衡时，必须从整体与内外环境出发调节平衡。例如疟疾日久不愈，疟邪夹血依痰，结成痞块，居于胁下，而成疟母，用鳖甲煎丸治疗。疟母之病，不但正气亏虚，而且外邪未除，其病变不独在胁下局部，人体气血俱有虚。此方治疗就在于调和全身气血，扶正祛邪，调节整体及内外环境之平衡协调。

（2）如果是人体内部调节机构某方偏盛（如阴盛），而另一方偏衰（如阳虚），则治疗在于调和阴阳，纠正阴阳的偏盛偏衰，以扶阳抑阴，所谓"益火之源，以消阴翳"。若是人体内两藏以上平衡失调，就从两藏以上进行调节。例如当心脾两虚时，补益心脾；肝肾不足时，滋养肝肾……

（3）从正邪斗争的力量对比上着手平衡阴阳。外邪急剧时，治疗以祛邪为主；正虚突出时，治疗以扶正为主。这都是根据不平衡的矛盾双方的实际情况进行补偏救弊的。疾病的预后如何，则由这个不平衡的矛盾双方斗争力量增减程度而定。

第三节　朴素的对立统一观

唯物辩证法认为对立统一规律是宇宙的最根本规律，是辩证法的核心。中医学是以阴阳五行学说作为指导思想和方法论的，阴阳学说最大的特点就是朴素的对立统一观，五行学说是对阴阳学说的补充，也包含有朴素的对立统一思想。

中医学把朴素的对立统一观看成是医学的根本，认为阴阳是宇宙的根本规律，整个医疗活动都必须以阴阳为根本。中医学在这个朴素的对立统一观指导下，十分重视共性与个性关系、主次矛盾关系、矛盾的对立与统一关系，在理论和实践上，运用它们分析和处理问题。

关于共性与个性关系的认识

中医学认为"阴阳者，数之可十，推之可百，数之可千，推之可万，万之大不可胜数，然其要一也"（《素问·阴阳离合论》），指出阴阳存在于一切事物之中；"故阴阳四时者，万物之终始也，死生之本也"（《素问·四气调神大论》），指出每一事物发展过程的自始至终都存在着阴阳矛盾。中医学不仅认为一切事物都有阴阳，每一事物自始至终都有阴阳，而且认为每一事物的阴阳各有特殊性，从事医疗活动时必须具体分析。例如在分析人体的阴阳时指出的"夫言人之阴阳，则外为阳，内为阴；言人身之阴阳，则背为阳，腹为阴；言人身之藏府中阴阳，则藏者为阴，府者为阳"（《素问·金匮真言论》），就是对矛盾特殊性的认识。

矛盾的普遍性，即共性；矛盾的特殊性，即个性。两者是辩证统一的。没有个性则无共性，共性寓于个性之中。共性与个性的辩证法在中医学中得到体现。在分析人体生理机能方面，例如《素问·五藏别论》说："所谓五藏者，藏精气而不泻也……六府者，传化物而不藏……"分别指出了五藏六府的共性，这一共性包含在各藏府的具体功能之中。各藏府的具体功能各不相同，各有其特殊性，在其特殊性之中包含有藏府功能的共性。

在分析病理现象方面，例如《伤寒论》六经辨证提纲，指出了六经的主证主脉，皆是六经各自的共性。"太阳之为病，脉浮，头项强痛而恶寒"（《伤寒论》），为太阳病之提纲，揭示了太阳经外感风寒的共同证候。由于人体腠理有固密与疏松之不同，感受邪气之不同，太阳经病又有表实与表虚之分。但太阳病提纲的主证主脉为太阳经病的表实证和表虚证所共有。

在诊断疾病方面，例如八纲辨证中的表证，有表实、表虚、表寒、表热之分，而表证是共性，其部位都在肌表，病势较浅，是外感病的初起阶段，有恶寒、发热、脉浮等一系列共同症状，它们具有起病急、病程短、病位浅的共同特点。但表实与表虚、表寒与表热又各自具有不同的特点，在病因病位上表寒证多由风寒袭表，表热证多由风热犯肺卫；在病机上表实证多是卫气闭阻，表虚证多因营卫不和；在临床症状上亦各不相同，表寒证恶寒重发热轻，表热证则相反，表实证无汗，表虚证以有汗为其特点。由此可见，表证共性存在于表实、表虚、表寒、表热个性之中，并通过它们表现出来，表证共性是所有表证的共同特点和一般规律的概括。

在治疗上中医学十分强调因时、因地、因人制宜，非常重视同病异治和异病同治的原则。这是处理共性与个性关系的具体应用。不同的季节以及反常的气候都对疾病有影响，治疗必须掌握季节气候的特点，地理环境不同，生活习惯不同，对疾病也有一定影响，治疗必须注意；病人的年龄、性别、体质、精神状态不同，治疗时也不可忽视这一特殊之点。同病异治，是指疾病相同，但病因、病机不同，或疾病发展阶段不同，或人的体质不同等，而采取不同的治疗；异病同治，是说疾病虽然不同，由于病因或病机相同而采取相同的治疗。在治疗时强调因时因地因人制宜和同病异治、异病同治的原则，不能只看到疾病的共性，还必须掌握其特殊性，符合唯物辩证法对具体情况进行具体分析的精神。

共性与个性的关系，是矛盾问题的精髓。在医疗实践中掌握它们的辩证关系意义是很大的。如果只看到个性，看不到共性，就不能认识正常人体、疾病和辩证施治的规律，就不能掌握中医学理论的实质，在医疗实践中就会迷失方向，不知所措，或者仅凭有限经验处理病人甚至盲目处置。同样，如果只看到共性，不研究个性，在认识上就不能把各个不同的疾病区别开，在临床实践上就不能针对性很强地处理病人，由于认识上模糊，实践上同样会陷入盲目境地。例如只知道是表证这一共性要解表，不区分表实、表虚、表热、表寒各个不同情况，用麻黄汤去治疗风热外感，显然是谬之千里！

抓主要矛盾和矛盾主要方面

《黄帝内经》说："阴阳者，天地之道也，……治病必求于本。"（《素问·阴阳应象大论》）"生之本，本于阴阳。"（《素问·生气通天论》），认为阴阳是人体生命之根本，整个医疗活动都必须抓住阴阳这个根本。在以阴阳阐明人体生理功能和病理变化时指出"阴平阳秘，精神乃治；阴阳离决，精气乃绝"（《素问·生气通天论》），认为疾病的发生是阴阳失调，并以阴阳作为疾病分类的依据，把一切疾病分为阴病和阳病两类。因此诊断疾病必须首先辨别阴阳；调整阴阳平衡为治疗的基本原则；预防疾病也必须"把握阴阳"（《素问·上古天真论》）。

中医学在医疗活动中不仅重视抓主要矛盾，即阴阳这个根本，尤其重视抓矛盾的主要方面。唯物辩证法认为事物的性质是由主要矛盾的主要方面决定的。在人体生理活动中，中医学认为阴阳两方面都重要，所谓"阴精所奉其人寿，阳精所降其人夭"。而在阴阳这对矛盾中更强调阳的重要性，所谓"阳气者，若天与日"，把人体阳气比作太阳，在阴阳之中更突出阳气的重要性。事实上人的生死存亡是以阳（生命活动）为标志，而不是以阴（形态）为标志。中医学对阴阳的认识符合唯物辩证法的两点论及两点论中的重点论。

中医学以藏象学说为核心，指出五藏是人体生命活动的中心，以五藏统一全身的功能活动。在五藏之中又以心为最高主宰，各个藏府各有不同的功能活动，其地位各不相同。中医学从其独特的理论体系出发，强调心的极端重要性，是有它的理论依据的。《灵枢·邪客篇》说："心者，五藏六府之大主也。"掌握藏象学说为理论体系的核心，五藏为中心，心藏为主导，就抓住了中医学理论的要害；忽视它，就不能理解中医学理论体系，在医疗活动中就抓不住要害。

在病理上也要抓矛盾的主要方面。《黄帝内经》所谓"正气存内，邪不可干"（《素问·遗篇·刺法论》），"邪之所凑，其气必虚"（《素问·评热病论》），就是从发病学上强调内因（正气）是矛盾的主导方面。中医学按病因把疾病分为外感六淫，内伤七情和饮食、劳倦虫兽外伤等三类。《伤寒论》和《温病学》主要是研究外感六淫一类疾病，《金匮要略》《中医内科》主要是研究饮食劳倦和七情所伤之类疾病……。外感六淫之疾，病情变化较速，疾病的早期多为邪实而正尚不虚，即矛盾的主要方面在邪实；内伤杂病传变较慢，又因藏府亏虚引起，因而正气虚而邪不实，即矛盾主要方面在正虚。如果我们能掌握病理中的这些矛盾主要方面，就能从复杂多变的疾病现象中找到关键。

进行辨证时同样要抓住矛盾的主要方面。中医学的辨证方法很多，有八纲辨证、藏府辨证、气血津液辨证、十二经脉辨证、六经辨证、卫气营血辨证、三焦辨证等，在这些辨证中八纲辨证是辨证的总纲，而在八纲辨证中又以阴阳为总纲，可见阴阳是一切辨证的总纲。辨证的根本任务在于确定疾病性质属阴或属阳，还要在阴阳这对主要矛盾中确定矛盾的主要方面。当然在对一个具体病人进行辨证时还必须指出阴或阳的具体内容。

在治疗上也要抓矛盾的主要方面。所谓"治病必求于本"，这个"本"从主要矛盾分析，是本于阴阳，从矛盾主要方面看，指的是或阴或阳。治疗的方法很多，一切措施都服务于治疗的根本目的。治疗的根本目的是扶正祛邪，即补虚泻实，改变邪正双方的力量对比，使疾病痊愈。当我们依据正邪双方斗争的实际情况而确定以扶正为主，或以祛邪为主，或祛邪扶正同时进行治疗时，我们就在治疗的重大原则上抓住了矛盾的主要方面。

在治疗中抓矛盾主要方面，即抓住重点，是十分必要的，但还必须兼顾矛盾次要方面。所谓"病有标本，……知标本者，万举万当；不知标本，是谓妄行"（《素问·标本病传》），就含有承认和处理好矛盾的主次两方面关系的意义。所谓急则治标，缓则治本以及标本同治，是使上述处理矛盾主次两方面关系的原则更加明确具体。

在辩证施治过程中，必须掌握疾病的标本缓急，抓住主要矛盾的主要方面，同时兼顾其次要方面。如果纲领不明，主次不分，标本不清，不但影响临床疗效，并且延误病情，甚至危及病人生命。

阴阳五行的对立与统一关系

唯物辩证法认为对立面的统一和斗争是辩证法的实质与核心。中医学关于阴阳相辅相成和相反相成的观点，以及五行的相生相克就包含有这一辩证法思想，并把这一思想贯穿在整个中医学理论和实践中。

在阐述人体生理时，指出阴阳互根。①所谓"阴在内，阳之守也，阳在外，阴之使也"（《素问·阴阳应象大论》），"阴者藏精而起亟也，阳者卫外而为固也"（《素问·生气通天论》），以及气为血之帅，血为气之母，都说明人体生理活动中，阴阳双方各以对方为自己存在的前提，没有阴就没有阳，没有阳就没有阴。②阴阳分工合作，完成人体的功能活动及人体的发展变化，所谓"独阳不生，孤阴不长"。明代张景岳在《类经·阴阳类·阴阳应象》注中说："盖阳不独立，必得阴而后成""阴不能自专，必因阳而后行"。③阴阳互相渗透。认为人体中的阴阳，是阴中有阳，阳中有阴，阳中有阳，阴中有阴。④对立双方互相依赖又互相制约。明代张景岳在论述五行生克制化时说："造化之机，不可无生，亦不可无制。无生则发育无由，无制则亢而为害。"（《类经·图翼·五行统论》）人体藏府功能活动的一切对立的两方面都存在既互相依赖又互相制约的关系，生中有制，制中有生，相反相成，生化不息。

在论述病理时：①指出生理状态下阴阳互根被破坏，对立双方失去互相依赖和制约关系时，出现的一方太过（或不及）导致另一方不及（或太过），如阴阳偏盛偏衰，即所谓"阴盛则阳病，阳盛则阴病"。《金匮要略》指出"厥阳独行"的病理变化时说"此为有阳无阴，故称厥阳"，亦即此意。②阴阳分工合作关系被破坏，必然互相排斥和斗争，所谓"阴争于内，阳扰于外"（《素问·阴阳别论》），"阴阳上下交争，虚实更作，阴阳相移"（《素问·疟论》）。③由于正常人体阴阳互相渗透，发生疾病时，其病理变化常互相错杂，如表里错杂，既有表证又有里证，有时甚至出现表里寒热虚实互相错杂的极其复杂的病理变化。④疾病的互相转化。阴阳之间、寒热之间、表里之间、虚实之间都可以互相转化，所谓"重阴必阳，重阳必阴；……寒甚则热，热甚则寒"（《灵枢·论疾诊尺》）。阴阳发生转化，矛盾的主次方面就发生了转化。一般而言，由表入里，热证转寒，实证转虚，阳证转阴，多为病进，反之则为佳象。疾病转化与否，决定于正邪双方斗争的力量。当人体正气亏虚，或邪气太盛，或治疗失误，或护理不当，则疾病向严重恶化方面转化，反之疾病可以向好的方向转化。

在疾病是否发生转化的问题上，要特别注意真假的鉴别。病情发展到危重阶段，常出现真热假寒或真寒假热，即阳证似阴，或阴证似阳。这两种假象的出现都不是疾病发生了真正的转化，必须加以区别。疾病是否发生转化，或是否出现假象，其预后不同，治疗亦不同。

辨证施治必须掌握疾病病理变化的对立统一关系。依据其病理变化，辨证时必须确定是阴阳一方偏盛（或偏衰），还是已经导致另一方偏衰（或偏盛），即要具体确定是阳盛或阴盛，是阳虚或阴虚，还是阳盛阴虚或阴盛阳虚。对复杂的病情还要判定是否为错杂证，如表虚里实、表实里虚、上热下寒、上寒下热、表寒里热、表热里寒等。在疾病错综复杂的情况下，一定要查明疾病是否发生转化，或出现假象。"热厥""寒厥""大实有羸状""至虚有盛候"均属假象，必须辨别清楚。

治疗中也要处理好对立与统一关系。辨证与施治是对立统一的关系。辨证是认识疾病，施治是处理疾病，两者是不同的，但辨证与施治都是为了一个目的，解除病人疾苦，使疾病痊愈，两者又是统一的。辨证是施治的前提，施治是辨证的结果，中医学把辨证施治的这种对立统一关系归纳为"辨证求因，审因论治"。所谓"寒者热之""热者寒之""虚则补之""实则泻之"，以及寒热虚实出现假象时用反治法等皆是审因论治。

治疗的许多措施以处方的形式（针灸处方包括在内）集中表现出来。方与证的关系也是对立统一关系，方与证针锋相对，是寒证必须用热性药为主的方，是热证就用寒性药为主的方；但二者在治疗中又是统一的，都服从于治愈疾病的目的。方由证出，并随证变，是什么证就有什么相应的方，《金匮要略》中有不少以证测方、以方测证的条文，说明方与证是统一的，如果方与证没有内在的联系和一致性，就不可能进行方与证之间的互相推测。

方剂的配伍，严格遵循了对立统一关系。方药配伍的"七情"学说中的"相须"与"相畏"就是这一关系的体现。所谓"相须"是指两种功能类似的药物同用，能相互加强作用；"相畏"是指药物之间互相制约的作用。方药配伍时经常需要加强或制约，或加强与制约同时并用。例如《伤寒论》中的麻黄汤，麻黄发汗解表、宣肺平喘为主药，桂枝助麻黄发汗驱邪外出，杏仁配麻黄增强宣肺平喘之力，这是方剂配伍中以相须为主的。《金匮要略》中的葶苈大枣泻肺汤，葶苈开肺气、泻水逐痰为主药，但恐其猛泻而伤正，佐以大枣缓和药性而安中，这是方剂配伍中以相畏为主的。《伤寒论》中的桂枝汤，桂枝解表祛风，芍药敛阴和营，两药配伍后互相制约，生姜助桂枝解表，大枣助芍药和营，在桂枝汤中相须与相畏同用，达到调和营卫的目的。

中医学辩证法的朴素对立统一观把整体观和动态平衡观连为一体。中医学辩证法以阴阳学说说明人体整体的根本在于对立统一，人体的整体性具体体现在五藏之间，藏府与各组织器官、基本物质之间存在着互相联系、互相制约的对立统一关系。五行学说指出整体联系是一种生克制化的联系（即对立统一的联系），是五藏之间多方面的联系，是藏府与各组织器官之间多层次的联系。平衡是事物矛盾关系的一种表现形式，是矛盾同一性和斗争性共同作用所呈现的一种状态。中医学辩证法以阴阳说明相对平衡的根源在于对立而暂时的统一，并以阴阳五行阐明动态平衡的自动调节机制。可见，中医学辩证法的三个特点不是孤立的，而是有机联系的；不是并列的，而是有更为主要的。朴素的对立统一观在这三个特点之中更为主要，是最根本的特点。

结 束 语

中医学辩证法是正在酝酿之中的一门学科。它是以马克思主义哲学为指导，研究中医学发生、发展的规律。中医学是以精气学说、阴阳五行学说为哲学基础的，这个哲学基础就其性质而论，是属于朴素的唯物主义和自发的辩证法，不能与当代辩证唯物主义相混淆。

中医学有几千年的悠久历史。在长期医疗实践中形成了独特的医学理论体系，具有整体观、动态平衡观、朴素的对立统一观三个基本观点，这也是中医学辩证法的三个基本特点。这三个基本观点贯穿在整个中医学理论体系之中，在人体的生理、病理及其辩证施治中得到了充分的体现。

中医学辩证法分析研究了中医的理论和实践。中医学理论是以藏象学说为核心，以五藏为中心，以心为最高主宰的独特的理论体系。古代的哲学思想阴阳五行学说与这个理论体系紧密结合在一起，并成为中医学理论的一个组成部分。在临床实践中强调辩证施治，坚持原则性与灵活性的统一，不是头痛医头，脚痛医脚，而是对具体病人进行具体分析，这是符合唯物辩证法精神的。

中医学除了以自发的辩证法作为方法论研究和发展中医学理论外，传统逻辑方法的作用也不可低估。尤其突出的是运用取象比类法，进行抽象思维，提出科学假说，经过长期医疗实践的检验，形成理论，科学方法总是与科学理论伴随的，以当代盛行的"三论"（系统论、控制论、信息论）方法加以总结，可以看到中医学中朴素的系统论、控制论、信息论方法。"三论"方法以新的科学成就揭示了中医学的科学性。

中医学的哲学基础是朴素的唯物主义和自发的辩证法。中医学的指导思想是马克思主义哲学，而不是医学辩证法。因为医学辩证法以马克思主义哲学为指导，正在形成之中。中医学辩证法与朴素的唯物主义和自发的辩证法是有联系又有区别的。我们承认中医学的哲学基础是朴素的唯物主义和自发的辩证法，无损于中医学的科学价值。中医学的三个基本观点以及朴素的"三论"方法、独特的理论体系和辩证论治是中医学的精华。

中医学在未来医学中占有重要地位。

第一，从人口谱和疾病谱看，老年人比例上升，人们希望延寿，老年医学提到重要议事日程上来。中医学有气功、太极拳一类保健强身御病的措施，有几千年来行之有效的补药，有防治老年性疾病的丰富经验。这些对研究老年医学是有价值的。

第二，大量事实证明，许多心因性、功能性疾病，被西医学视为无病，而为中医学所治愈。中医学在心身医学方面提出的"七情学说"为防治这一类疾病积累了丰富的经验。

第三，中医学的子午流注学说，对研究生物钟疾病和时间治疗医学有重大的作用；中医学在气象医学方面提出了六淫学说；在地理医学方面，不仅有防治地方性疾病的经验，并且认为不同地区，人有不同体质，防治疾病必须因地、因人制宜。

第四，当前疾病防治中的五大难关如肿瘤病、心血管病、自身感染性疾病、自体免疫性疾病、病毒所致的疾病等，在中医学中都可找到有关的防治措施。如现在已公认的活血化瘀法治疗心血管性疾病和结缔组织病见到了效果。

第五，望诊（包括舌诊）和脉诊是中医学简单可靠的诊断手段，今天和未来医学都值得重视。

第六，中医学的整体观以及从横向研究人体生命和疾病现象，有很大的优越性，已为医学界所承认。

以上六点仅是举例说明中医学在未来医学中的地位。中医学不会因其他医学向前发展而被淘汰，现代自然科学并不抛弃中医学，而是越来越同中医学结成联盟。世界传统医学多已濒于灭亡，唯独中医学闪耀着灿烂的光彩。

结
束
语

中医学在古代居于世界医学领先地位，它不仅接受了当时先进的哲学思想为指导，而且与各门自然科学结合得很紧密，互相渗透。由于我国社会历史原因，中医学未能与近代和现代自然科学结合起来。从现代自然科学发展的趋势看，既有多学科的互相渗透，又综合最新科学技术成就向纵深发展。中医学要进入现代自然科学的行列，也必须从纵横两方面来加强自身的发展。

中医学在宏观、定性、动态方面的研究是有独到之处的，但在微观、定量、静态方面的研究不够。中医学现代化就要发挥优势，克服薄弱环节。例如重视科学试验，把中医与数学、物理、化学、生物、工程技术、电子计算机结合起来研究是非常必要的。我们这个时代，以电子计算机的出现为主要标志，以"三论"（系统论、控制论、信息论）从理论和方法上解决人类智力解放为核心，进入了第二次工业革命的历史新时期。这个历史新时期正是中医现代化的大好时机。

中医学飞速发展的关键在于中医学理论与现代科学技术相结合。这就必须以马克思主义哲学为指导，运用现代化科学技术，系统整理提高中医学，形成更为系统的中医学理论体系。这个新的理论体系不是背离原有的体系，以西医学解释中医学，而是在原有理论基础上有新的发展。

中医现代化还必须加强中医学辩证法的研究。中医学辩证法是马克思主义哲学与中医学之间的桥梁。科学方法论既是科学成就的总结，又对科学的发展起促进作用。中医学从横断方向注重整体，强调综合的方法，应当引起研究科学方法论的重视，而当代的"三论"方法又为中医学和中医学辩证法工作者不可忽视。

目前世界上出现了学习和研究中医学的热潮，发扬中医学术是历史赋予我们的使命。在党的领导下，有党的中医政策的强大支持，有马克思主义哲学的指导，我国各项科学技术已向中医学领域渗透，深信中医学与现代科学技术相结合是一定能实现的。

主要参考书目

［1］恩格斯．自然辩证法［M］．北京：人民出版社，1971.

［2］恩格斯．反杜林论［M］．北京：人民出版社，1970.

［3］恩格斯．费尔巴哈与德国古典哲学的终结［M］．北京：人民出版社，1972.

［4］自然辩证法讲义编写组编．自然辩证法讲义［M］．北京：人民出版社，1979.

［5］艾思奇．辩证唯物主义与历史唯物主义［M］．北京：人民出版社，1978.

［6］马克思主义哲学基本原理［M］．上海：上海人民出版社，l978.

［7］黄帝内经素问［M］．北京：人民卫生出版社，1963.

［8］灵枢经［M］．北京：人民卫生出版社，1963.

［9］明·张介宾．类经［M］．北京：人民卫生出版社，1957.

［10］明·张介宾．类经图翼［M］．北京：人民卫生出版社，1957.

［11］南京中医学院．《黄帝内经》辑要［M］．上海：上海科学技术出版社，1959.

［12］《国语》韦氏解本［M］．北京：商务印书馆．

［13］尚书正义［M］．中华书局．

［14］汉·司马迁．史记［M］．北京：中华书局．

［15］晋·王弼．周易注本［M］．北京：商务印书馆．

［16］汉·董仲书．春秋繁露［M］．北京：中华书局，1975.

［17］准南鸿烈集解［M］．中华民国十二年版．

［18］春秋左傅正义［M］．中华书局．

［19］吕氏春秋集释［M］．中华民国二十四年版．

［20］国学社．诸子集成［M］．1935．

［21］清・陈梦雷．医部全录［M］．北京：人民卫生出版社，1959．

［22］北京中医学院．中医各家学说［M］．上海：上海科学技术出版社，1980．

［23］中医理论研究资料选集（第一辑）［M］．北京：人民卫生出版社，1959．

［24］北京中医学院．中医学基础［M］．上海：上海科学技术出版社，1975．

［25］匡调元．中医病理研究［M］．上海：上海科学技术出版社，1980．

［26］中医：科学史上的一个奇迹．自然辩证法通讯．1979（2）．

［27］中国科学院哲学研究所，北京大学哲学系．中国历代哲学文选［M］．北京：中华书局，1962．

［28］盛增秀．略谈藏象学说的形成和发展［J］．新中医，1976（1）．

［29］严玉林．五行学说的科学内涵［J］．吉林医大学报，1978（3）．

［30］贝弗里奇．科学研究的艺术［M］．北京：科学出版社，1979．

［31］维纳．控制论［M］．北京：科学出版社，1979．

［32］W.R. 艾什比．控制论导论［M］．北京：科学出版社，1965．

［33］中国哲学编辑部．中国哲学（第二辑）［M］．北京：三联书店，1980．